中医药类课程思政教学案例丛书

中医外科学

主编　王锁刚　刘　平

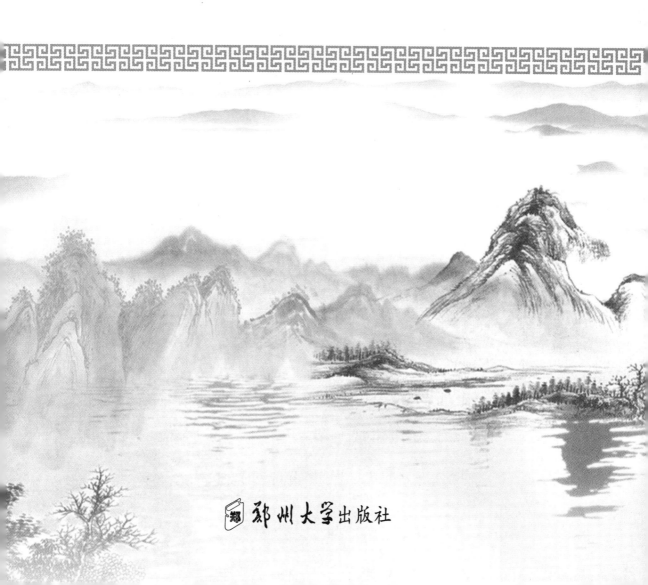

郑州大学出版社

图书在版编目(CIP)数据

中医外科学 / 王锁刚，刘平主编. -- 郑州 : 郑州
大学出版社，2025. 4. -- (中医药类课程思政教学案例
丛书). -- ISBN 978-7-5773-1003-9

Ⅰ. R26

中国国家版本馆 CIP 数据核字第 2025LR8515 号

中医外科学

ZHONGYI WAIKEXUE

项目负责人	孙保营　杨雪冰		封面设计	苏永生
策划编辑	陈文静		版式设计	苏永生
责任编辑	陈　思		责任监制	朱亚君
责任校对	樊建伟			

出版发行	郑州大学出版社		地　址	河南省郑州市高新技术开发区
出版人	卢纪富			长椿路 11 号(450001)
经　销	全国新华书店		网　址	http://www.zzup.cn
印　刷	辉县市伟业印务有限公司		发行电话	0371-66966070
开　本	787 mm×1 092 mm　1 / 16			
印　张	8.25		字　数	198 千字
版　次	2025 年 4 月第 1 版		印　次	2025 年 4 月第 1 次印刷

书　号	ISBN 978-7-5773-1003-9		定　价	30.00 元

主编简介

王锁刚,医学博士,副主任医师,副教授,硕士研究生导师,河南中医药大学第一临床医学院中医外科学教研室主任、学科带头人,河南中医药大学泌尿研究所副所长,河南中医药大学第一附属医院泌尿外科一区负责人。

学术兼职:世界中医药学会联合会仲景传承与创新专业委员会理事,中华医学会泌尿外科分会移植学组委员,中国医师协会外科医师分会器官移植围手术期管理专家工作组专家委员,中国医疗保健国际交流促进会肾脏移植分会病理学组委员,河南省中医药学会络病分会常务委员,河南省医师协会器官移植学分会副会长,河南省医学会器官移植学分会常务委员,河南省人体器官移植质量监控中心专家委员会委员,河南省中西医结合微创外科专业委员会委员,河南省老年学和老年医学会泌尿分会委员,河南省中西医结合学会男科分会委员,河南省抗癌协会中西医整合肿瘤专业委员会委员。

主持及主要参与科研课题10余项,主编及参编专著6部,发表论文43篇。

刘平,副教授,河南中医药大学第一临床医学院中医外科学教研室副主任。参加工作以来一直从事中医外科临床、教学和科研工作。河南省首批中医药青苗人才培养项目继承人,师从全国名中医崔公让教授。参加第五届"中医药社杯"全国高等中医药院校青年教师教学基本功竞赛,获中医临床初中级组三等奖。参编《医学临床教育概论》《新编中医临床证治精要》《外科临床实用诊疗技术与方法》《普通外科及周围血管疾病的诊断与治疗》《普通外科临床新进展》《崔公让论治周围血管病》《现代外科治疗学》《普通外科疾病诊断与案例解析》等图书。

学术兼职:中华中医药学会外科分会疮疡专业委员会委员;中国中西医结合学会周围血管疾病专业委员会中医外治与外用药物专家委员会青年委员;河南省整合医学学会中医外治分会第一届委员会常务委员;河南省医师协会血管外科专业委员会青年委员会委员;河南省中西医结合学会周围血管病分会糖尿病足治疗专家委员会委员;河南省医药信息学会血管外科分会青年委员会常务委员。

作者名单

主　　编　　王锁刚　刘　平

副 主 编　　王祖龙　刘学伟　杜萌萌　琚保军

编　　委　　(以姓氏笔画为序)

王祖龙(河南中医药大学)

王锁刚(河南中医药大学第一附属医院)

刘　平(河南中医药大学)

刘学伟(河南中医药大学)

杜萌萌(河南中医药大学第一附属医院)

李　硕(河南中医药大学第一附属医院)

何　伟(河南中医药大学第一附属医院)

张凯亚(河南中医药大学第一附属医院)

陈如兵(河南中医药大学第一附属医院)

赵慧朵(河南中医药大学第一附属医院)

琚保军(河南中医药大学)

翟琼瑶(河南中医药大学第一附属医院)

总　序

党的十八大以来,习近平总书记先后主持召开全国高校思想政治工作会议、全国教育大会、学校思想政治理论课教师座谈会等重要会议,作出一系列重要指示,强调要加强高校思想政治教育。2020 年 5 月,教育部印发了《高等学校课程思政建设指导纲要》,指出"深入挖掘课程思政元素,有机融入课程教学,达到润物无声的育人效果""必须抓好课程思政建设,解决好专业教育和思政教育'两张皮'问题。"由此开启了高校课程思政教学改革的新局面。为全面推进课程思政建设,制定了《河南中医药大学全面推进课程思政建设工作方案》,并推出了多项课程思政教学改革举措,教师开展课程思政建设的意识和能力得到提升,但仍存在专业教育与思政教育融入难的问题,为此,河南中医药大学组织编写了本套"中医药类课程思政教学案例丛书(第一批)",以期符合提高人才培养质量的需要。

本套案例丛书由《中医基础理论》《中医诊断学》《内经选读》《温病学》《中药炮制学》《药用植物学》《中药鉴定学》《中医外科学》《中医儿科学》《中医内科学》《中医骨伤科学》《各家针灸学说》12 门中医药课程组成,每门课程按照导论、课程思政教学案例及附录等板块编写。其中导论由课程简介、思政元素解读、课程思政矩阵图等内容组成;课程思政教学案例由教学目标、相关知识板块的思政元素分析、教学案例等内容组成;附录由课程思政教学改革经验做法、相关研究成果等内容组成。"中医药类课程思政教学案例丛书(第一批)"教材建设,坚持目标导向、问题导向、效果导向,立足于解决培养什么人、怎样培养人、为谁培养人这一根本问题,构建全员全程全方位育人大格局,既形成"惊涛拍岸"的声势,也产生"润物无声"的效果,本套案例丛书反映了河南中医药大学对课程思政教学改革的认识、实践与思考,并力争突出以下特色:

1. 坚持立德树人,提高培养质量

以习近平新时代中国特色社会主义思想为指导,落实立德树人根本任务,思想政治教育贯穿本套案例丛书,以实现知识传授、能力培养与价值引领的有机统一,着力培养具有理想信念、责任担当、创新精神、扎实学识、实践能力且身心健康的高素质人才。

2. 锐意改革创新,紧贴课堂需要

相较于案例和思政反映点模式,本套案例丛书从全局视角深入挖掘中医药专业知识蕴含的思政元素,并构建课程思政矩阵图,通过一级维度和二级指标充分结合,梳理专业知识、思政元素和教学案例之间的逻辑关系,增强课堂教学育人效果,逐步解决课程思政过程中存在"表面化""硬融入""两张皮"现象。

3. 强化精品意识,建设标杆教材

由学校主管领导、权威专家等组成中医药类课程思政教学案例丛书编审委员会,要求全体编委会成员提高政治站位,深刻理解开展课程思政的重大意义,从"为党育人、为国育才"的高度实施课程思政,强化责任担当,编写标杆教材。为保证编写质量,学校吸纳校内外教学经验丰富、理论扎实、治学严谨、作风优良的一线专业课教师与思政课教师组成编写委员会。

本套案例丛书是河南中医药大学课程思政工作体系的重要组成部分,希望通过分享经验和做法能为大家提供借鉴,努力开创课程思政育人新局面。课程思政不仅是教师职责所在,更关系到国家的长治久安,任重而道远,编审委员会期待与全体教师并肩前行,为培养合格的中医药人才尽一份力。

在此感谢一线教师在课堂教学过程中对"课程思政"的探索与创新,感谢学校领导、编委会成员、出版社在书稿编写过程中给予的大力支持与配合。由于创新较难、经验不足、可借鉴的研究成果不多等原因,本套教材难免有不足之处,还需要在教学实践中不断总结与提高,敬请同行专家提出宝贵经验,以便再版时修订提高。

编审委员会

2024 年 10 月

前　言

2020年教育部《高等学校课程思政建设指导纲要》（高［2020］3号）文件指出："要把思想政治教育贯穿人才培养体系，使各类课程与课程思政同向同行，将显性教育和隐性教育相统一，形成协同效应，构建全员、全程、全方位育人大格局。"党的二十大报告指出："教育是国之大计、党之大计。培养什么人、怎样培养人、为谁培养人是教育的根本问题。育人的根本在于立德。全面贯彻党的教育方针，落实立德树人根本任务，培养德智体美劳全面发展的社会主义建设者和接班人。"为了响应党和国家"三全"育人目标，河南中医药大学中医外科学教研室骨干教师认真总结教学经验，筛选课程思政教学案例，经过多个学期教学实践磨合，共同整理汇编了《中医外科学》。

本书与全国中医药行业高等教育"十四五"规划教材《中医外科学》配套使用，其内容依据中医外科学教学大纲而制定。本书旨在通过搜集、筛选、整理出适合中医外科学教学的课程思政教学案例，帮助本课程授课教师在教学设计过程中如盐入味地实现育人目标。本书内容全面，深入浅出，适合中医药高等院校相关专业的任课教师授课和学生学习使用，主要特色：一是所选案例贴合时代需求，能够帮助大学生树立正确的世界观、人生观和价值观；二是所选案例具有典型性，既符合中医外科学教学大纲要求，又能落实立德树人的根本任务，解决专业知识与思政教育"两张皮"的问题；三是所选案例充分考虑了案例之间的内在联系，由浅入深、由简到繁，符合学生认知规律；四是所选案例在编写过程中注重趣味性、科学性、实用性和可操作性，能够满足教师教学和学生学习的需要；五是所选案例充分体现了以学生为中心的教学理念，能够激发学生的学习兴趣，提高学生的中医临床思维能力、创新能力和实践能力，坚定理想信念，在学习专业知识的同时实现价值塑造。

本书的成形得益于河南中医药大学各级领导的关心和支持，在此表示感谢。本书各位编委在编写过程中发挥了精雕细琢的治学精神，但毕竟学识有限，难免有疏漏之处，诚望广大读者多提宝贵意见，以便再版时修订完善。

编者

2025年2月

目 录

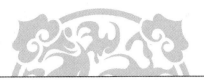

导　论

一、课程简介

中医外科学是以中医药理论为指导,研究以人体体表症状为主的外科疾病诊治规律及预防保健的一门临床学科,是高等中医药院校五年制中医专业主干课程之一。前期课程包括中医基础理论、中药学、方剂学、中医诊断学、诊断学、解剖学、病理生理学等,为后期临床实习打下夯实的理论基础和较高的思想政治水平。

本书内容与全国中医药行业高等教育"十四五"规划教材《中医外科学》相辅相成,课程设计与《中医外科学》教材章节基本保持一致,分总论和各论两部分。总论部分重点介绍中医外科的基本理论、基本知识、基本操作的思政案例导入方法,其内容包括中医外科学发展概况,中医外科学范围、疾病命名及名词术语解释,中医外科疾病辨证,中医外科疾病治法。各论为临床篇,以中医病名为主(无恰当中医病名者则用西医病名)分章列节,按中医外科的传统分类方法分为疮疡、乳房疾病、瘿、瘤、岩、皮肤病及性传播疾病、肛肠疾病、泌尿男性生殖系疾病、周围血管和淋巴管疾病及其他外科疾病。重点介绍中医外科常见疾病的思政元素切入点、教学案例设计理念和方法等,处理好专业课程知识目标、技能目标和育人目标三者之间的关系,使得专业课程思政案例的育人效果"如盐入味、润物无声",在保持中医外科理论系统性和完整性的基础上,把"立德树人"贯穿本书全过程,体现课程思政建设的新要求。

本课程教学目标是通过课堂和实践教学,使学生系统掌握中医外科学的基础理论和常见病的辨证论治规律及预防知识,熟悉中医外科疾病的内、外治法和操作技能以及急危重症处理原则,了解某些疑难病的诊治要点,最终实现应用型人才的培养目标。本课程设计与执业医师资格考试相衔接,课程内容紧密围绕中医外科学基本理论和临床案例展开。以中医外科疾病为主线,涵盖基本概念、病因病机、临床表现、诊断治疗和预防调护等多个方面。在教学过程中,注重理论与实践相结合,教学方法采用 PBL 教学、多媒体教学、课堂讨论等多种形式展现,充分调动学生的积极性、主动性和创新性。针对不同疾病,教师传授理论知识的同时融入思政案例,有利于培养学生扎实的中医外科功底并实现价值塑造。

本课程优势有以下几方面：①突出中医外科学基本理论与临床实践相结合，注重培养学生的临床胜任力；②紧密结合执业医师资格考试，课程设计符合行业标准，有助于提升执业医师资格考试通过率；③教学过程融入思政育人元素，将立德树人贯穿教学全过程，培养德才兼备的医学人才；④采用多种教学方法，激发学生的学习兴趣和积极性，提高教学质量和效果；⑤紧密结合现代医学发展，吸收国内外最新研究成果，与时俱进。通过本课程的学习，学生将具备扎实的中医外科学理论知识和临床实践能力，课程思政教学案例的融入有助于他们树立正确的世界观、人生观和价值观，坚定中医信仰，更好地为我国中医药事业发展做出自己的贡献。

二、思政元素解读

习近平总书记在致中国中医科学院成立60周年的贺信中写道："中医药学是中国古代科学的瑰宝，也是打开中华文明宝库的钥匙。"高等中医药院校的根本任务是培养适应中国医药卫生事业现代化发展需要，德、智、体全面发展，系统掌握中医学的基本知识、基本理论和基本技能，具备较强的中医临床思维和实践能力，具有一定创新能力，视野宽、基础厚、能力强的高层次研究应用型中医学人才。因此，教师教学过程中应注重人文、科学与职业素养的提升，培养学生较为深厚的中国传统文化底蕴，较为系统的中医基础理论与基本知识，较强的中医思维与临床实践能力和较强的传承、创新与创业能力，具有自主学习和终身学习的能力，最终实现知识、能力、素质协调发展。为了实现以上培养目标，本书包含了10个一级维度和45个二级指标，基本包含了多院校、各专业、全课程的思政元素。

（一）政治认同

1. 共产党领导　在中医外科学的发展历程中，中国共产党始终发挥着重要的领导作用。通过讲述党的领导在中医外科学发展中的重要性，可以帮助学生理解中国共产党在推动中医药事业发展中的关键作用，增强学生对党的认同感和拥护。

2. 理想信念　在中医外科学的发展历程中，许多老一辈医学家怀揣着对祖国医学事业的坚定信仰，默默无闻地投身到中医外科学的研究和实践中。通过讲述这些故事，可以帮助学生理解理想信念在推动中医药事业发展中的重要性，提升学生对自己未来从事中医药事业的使命感和责任感。

3. 制度认同　在中医外科学的发展历程中，国家制定了一系列法律法规和政策文件来保障和推动中医药事业的发展。通过介绍这些政策文件和法律法规的内容和意义，可以帮助学生理解国家在保障中医药事业发展中的重要作用，增强学生对国家制度的认同感。

4. 民族认同　中医药学作为中华传统文化的重要组成部分，蕴含着丰富的民族文化内涵。通过讲述中医外科学中蕴含的民族文化元素，如中医外科学的哲学思想、人文精神等，可以帮助学生理解中华传统文化的博大精深，增强学生对自己作为中华儿女的民族认同感。

（二）家国情怀

1. 爱国主义　爱国主义是中华民族的优良传统，也是中医药事业发展的重要动力。在中医外科学的发展历程中，许多医学家都以强烈的爱国精神投身到中医药事业中，为祖国的繁荣富强和人民的健康福祉做出了重要贡献。通过介绍这些医学家的故事和经历,深入挖掘其中蕴含的思政元素,可以激发学生的爱国热情和自豪感。

2. 民族复兴　中医药学作为中华传统文化的重要组成部分,在实现中华民族伟大复兴的过程中发挥着重要作用。通过讲述中医外科学在推动中医药事业发展中的重要性和成果,可以帮助学生理解中医药学在实现中华民族伟大复兴中的重要作用和价值,激发他们的民族自豪感和自信心,积极投身于中医药事业,为实现中华民族伟大复兴贡献自己的力量。

3. 服务人民　习近平总书记说:"人民健康是民族昌盛和国家富强的重要标志,要为人民群众提供全方位全周期健康服务。"医务人员必须牢记自己担负着的神圣使命,发扬舍己忘我的奉献精神、披肝沥胆的敬业精神、精益求精的进取精神,为人民健康贡献自己的力量。急患者之所急,想患者之所想,做患者之所需,工作踏实认真,爱岗敬业,全心全意为患者服务。

4. 社会责任　社会赋予了医务工作者更多的义务和责任。除了日常工作中需要为患者提供最好的医疗服务外,还需要关注社会公益事业,为人民提供健康咨询和教育服务。重大灾害面前医务人员需要挺身而出保护人民的生命安全。这是个特殊的职业领域,不仅需要精湛的技术,还需要具备强烈的社会责任心和献身精神。

5. 牺牲奉献　白衣天使作为救死扶伤的实践者,不仅是医疗领域的专家,更是社会的守护者。医务人员以无私的奉献和无畏的精神,为患者的生命安全保驾护航。重大灾害面前他们是最美的逆行者,冲锋在前,与时间赛跑,与死神较量。他们舍小家为大家,用实际行动诠释着白衣天使的崇高信仰和不怕牺牲的奉献精神。

(三)科学精神

1. 求真务实　在医疗工作中,求真务实的工作作风表现为对患者病情的认真分析、对诊疗方案的严谨制定,切身从患者利益出发,制定出科学、合理的诊疗方案,不夸大疗效,也不掩盖问题。在学术领域,医务人员应该坚守诚信底线,遵守学术规范,不得抄袭、剽窃他人的研究成果,更不能伪造数据、篡改实验结果等行为,维护学术成果的公正性和可信度,要时刻保持警醒,自觉抵制各种形式的学术不端行为。

2. 严谨治学　严谨治学是医务人员必备的品质之一。医务人员应该具备扎实的医学理论和广泛的交叉学科知识,不断学习新的医疗技术和研究方法,提高自身的学术水平。在研究过程中要严格遵守学术规范,确保数据的真实性和可信度。在临床实践中要认真观察病情变化,详细记录患者的病史、体征、检查结果等信息,为患者提供更加精准、高效的诊疗方案。

3. 批判创新　批判创新也是医务人员必备的品质之一。在医疗工作中,医务人员需要具备独立思考和判断的能力,不盲从权威和传统观念,敢于对现有的医疗技术和方法提出疑问和批评。同时,医务人员还应该积极探索新的医疗技术和治疗方法,不断推动医疗事业的发展和创新。在学术领域,医务人员应该具备批判思维和创新精神,勇于挑战已有的学术观点和研究成果,推动医学科学的进步和发展。

4. 开放包容　开放包容的工作作风表现为对不同观点的尊重和接纳,对新技术、新方法的积极探索和学习。医务人员应该具备开放的心态,接受新的医疗理念和技术,不断提高自己的医疗水平,同时也应该尊重患者的选择和意愿,不排斥任何可能有助于患者康复的治疗方法,积极学习和运用各种有效的治疗手段帮助患者恢复健康。在学术领域医务人员应该具备包容的心态,鼓励不同学术观点的交流和碰撞,促进学术研究的繁荣和发展。要尊重他人的学术成果和贡献,不得恶意攻击或贬低他人,共同维护学术环境的和谐与公正。

5.**团队协作**　团队协作表现为医务人员之间的密切配合、协作,共同为患者的健康服务。医务人员应该具备团队合作的意识,尊重他人的意见和建议,共同制定并执行诊疗方案,充分发挥每个人的专业优势,为患者提供更优质的医疗服务。医务人员应该注重与患者及其家属的沟通与交流,及时解答疑问,消除疑虑,增强患者对医疗团队的信任和满意度。在学术领域医务人员应该具备跨学科的视野和团队协作精神,开展多学科联合研究,共同解决医学难题。要尊重他人的学术观点和研究成果,积极参与学术交流和合作,共同推动医学事业的进步和发展。

（四）法治意识

1.**宪政信念**　宪法是国家的根本大法,是治国安邦的总章程,是党和人民意志的集中体现,具有最高的法律地位、法律权威、法律效力。宪政信念表现为医务人员对宪法和法律的尊重和敬畏,对民主制度和权利的维护和捍卫。在医疗工作中医务人员应该遵守国家法律法规,不违反医疗规范和伦理准则,维护患者的合法权益和医疗行业的公正性。在学术领域医务人员应该具备批判思维和独立思考的能力,不盲目追随西方学术思想和价值观念,要坚守中华优秀传统文化的价值观和道德标准,积极探索适合中国国情的医学发展和研究道路。

2.**平等意识**　表现为医务人员对患者的尊重和平等对待,不论其社会地位、民族、性别、年龄等差异。在医疗工作中医务人员应该具备平等意识和人文关怀精神,尊重患者的自主权和选择权,不歧视任何患者,为患者提供均等、优质的医疗服务。在学术领域医务人员应尊重他人的学术成果和贡献,不因学术背景、地位、权力等因素影响评价和判断,营造公正、平等的学术氛围。

3.**权利义务**　表现为医务人员对自身职业权利和义务的认知和履行,以及对患者权力和利益的尊重和维护。在医疗工作中医务人员应该具备专业的知识和技能,根据患者的病情和需求,提供科学、合理的治疗方案和建议。医务人员必须积极维护患者的知情权、隐私权、获得赔偿等合法权益,不滥用职权、不谋取私利,自觉履行医疗职业道德规范。

4.**遵纪守法**　表现为医务人员遵守国家法律法规和医疗行业规范,不违反医疗伦理和职业道德准则。在医疗工作中医务人员应该严格遵守医疗操作规范和诊疗流程,不违法乱纪、不违规操作,确保医疗过程的安全和合法性。在学术领域医务人员应该遵守学术规范和知识产权,不侵占他人的学术成果,积极维护学术研究的公正性和可信度,不夸大研究成果和学术价值,不隐瞒或编造研究成果和数据。

（五）文化素养

1.**人文知识**　医务人员需要具备广泛的人文知识和跨学科的视野,以更好地理解患者的需求并为其提供全面的医疗服务。他们需要了解社会、历史、文化、哲学、心理学、法律等多个领域的知识,以便在面对各种疾病和患者时能够做出更加全面准确的治疗方案。他们需要关注患者的心理和情感需求,了解患者的文化背景和社会环境,才能更好地与患者沟通合作,共同解决患者面临的各种问题。

2. 审美情趣 　医务人员还需要具备一定的审美情趣,以便更好地为患者提供优质的医疗服务。他们需要关注患者的外表和体态,兼顾功能恢复和美观需求,更好地满足患者的治疗需求。舒适美观的医疗环境不仅为患者提供温馨、舒适、安全的医疗体验,还可以促进患者身心的健康和恢复。良好的审美情趣也能帮助医务人员制作高质量的科研文书和宣传资料,更好地向患者和其他医疗工作者传达专业信息。

3. 艺术鉴赏 　艺术鉴赏是一种有效的手段,可以帮助医务人员拓宽视野并增强人文素养。通过艺术鉴赏活动,医务人员可以放松身心,释放压力,获得情感慰藉,调节负面情绪,以饱满的热情和旺盛的精力投入临床工作。一些医学专业,如外科手术需要高度的审美和精准的操作能力,艺术训练可以提高专业技能,更好地为患者提供优质的医疗服务。

4. 语言能力 　良好的医患沟通是维系健康医患关系的基础。临床工作中医务人员需要具备专业、高情商的语言能力,才能更好地与患者沟通和合作。在清晰地向患者表达医疗服务和治疗信息的同时,也需要理解和满足患者的情感需求。良好的语言能力能帮助医务人员更好地进行医学教育和研究,提高团队协作能力,改善医疗服务的水平和质量。

(六)传统文化

1. 中医信仰 　中医作为中国传统文化的重要组成部分,蕴含着丰富的哲学思想和人文精神。中医强调的是整体观念,注重辨证论治,这些都是中医信仰的核心内容。只有深刻理解并相信这些理念,才能真正融入中医的思维体系中,更好地为患者服务。中医药院校的学生是中医事业未来的中坚力量,他们的中医信仰直接关系到中医事业的传承和发展。只有坚定中医信仰,加强传统文化素养的学习和实践经验的积累,才能更好地为患者服务,推动中医事业的发展和传承。

2. 道法自然 　道法自然是出自《道德经》的哲学思想,是中国传统文化中的一个重要概念,它表达了人们对于自然界的敬畏和尊重。"道法自然"在中医治疗体现在强调"天人合一"的思想,注重调整人体内环境,使人体与自然环境相互协调。"道法自然"在中医药学中也得到了体现,药物的生长、采集、加工和储存都与自然环境密切相关。"道法自然"还体现在中医养生方面,认为人们的饮食起居应该顺应自然规律,根据季节和气候的变化来调整饮食和生活习惯,预防和调护身体疾病。

3. 和于术数 　和于术数出自《黄帝内经》,强调的是"和谐"的原则。在医学领域,"和于术数"的思想被广泛体现,比如中医通过调和阴阳平衡,达到治疗疾病的目的。"和于术数"也体现在中医养生方面,人们的生活起居应该追求和谐,避免过度劳累或情绪波动,保持心态平和。中药学中"和于术数"的思想体现在"君臣佐使"组方原则中,通过合理搭配不同药物,达到治疗效果的最大化。

4. 价值塑造 　医务人员价值塑造体现在:具备敬业精神,尊重患者的权利和尊严,维护患者的利益;具备诚信之德,遵守职业道德和规范,不收受贿赂、不进行不正当竞争,始终以患者的利益为出发点;具备责任心和同情心,尽最大努力为患者提供最好的医疗服务。同时,医务人员还需要关注患者的情感需求,给予患者关心和支持,帮助他们渡过难关。这些价值观帮助医务人员确定自己的行为和决策方向,并关联着患者的生命与健康。

5.民族习惯 在医疗过程中医务人员应该了解并尊重不同民族的文化和习惯,包括饮食习惯、宗教信仰、风俗习惯等。这样可以帮助医务人员更好地与患者沟通,建立更好的医患关系,并且提供更加贴心和符合患者需求的医疗服务。例如,对于某些少数民族患者,特定的食物或仪式可能对其具有特殊的意义,医务人员应该了解并尊重这些文化差异,避免在医疗过程中触犯患者的民族习惯或信仰。

(七)人文关怀

1.生命至上 这是医务工作者的信仰和追求。在这个崇高的职业中,尊重生命、关爱生命、呵护生命是每个医务人员的神圣职责。他们不仅需要具备专业的医学知识和技能,更需要拥有深厚的人文素养,让每一个生命都能在有尊严的状态下得到最好的治疗和照顾。在治疗疾病的同时也需要关注患者的情感世界,帮助他们恢复身体功能、提高生命质量。尤其在患者面对死亡的最终时刻,医务人员更要给予患者和家属真心的安慰和支持。

2.尊重人格 尊重人格是医务人员人文关怀的另一个重要方面。在医疗过程中医务人员需要尊重患者的人格尊严,保护患者的隐私权和自主权。他们需要关注患者的感受和需求,听取患者的意见和建议,让患者在治疗过程中感受到尊重和信任。医务人员还需要关注患者家属的情感需求,给予他们必要的支持和安慰,让患者在治疗过程中感受到温暖和力量,提高治疗效果和患者满意度。

3.人际关系 医务人员需要与患者、患者家属、同事和社会环境之间建立良好的人际关系,以更好地为患者提供服务。他们需要与患者和患者家属建立信任和沟通,了解患者的需求和关注点,为患者提供个性化的治疗方案。医务人员还需要与同事之间建立良好的合作关系,共同探讨病情和治疗方案,提高治疗效果。此外,医务人员还需要与社会环境建立良好的关系,积极参与公益活动和社区服务,为更多的人提供帮助和支持。

4.公平公正 公平公正是人文关怀的基础。医务人员需要平等、公正地对待每一位患者,不因年龄、性别、民族、贫富、社会地位等差异而做出不公正的决策。医务人员需要注意医疗资源的公平分配,为贫困患者提供力所能及的帮助和支持。医务人员必须遵守法律法规,坚守道德底线,不收受红包、不接受宴请、不侵犯患者权益,让患者在治疗过程中感受到平等、关爱和尊重。

(八)职业道德

1.使命担当 医务人员职业道德的核心是使命担当,即始终以维护和促进人类健康为己任,以医学科学的发展为动力,以医患关系的和谐为根本,以服务质量的提升为目标,为人民群众提供优质的医疗服务。作为医务人员,使命担当不仅是一种职业责任,更是一种社会责任。医务人员应该始终坚守职业道德规范,遵守医德医风,以身作则,树立良好的行业形象。医务人员还应该积极参与公益事业,为社会做出更多的贡献,推动医疗卫生事业的发展。

2.**爱岗敬业** 医务人员应热爱本职工作,坚守岗位,尽职尽责,勤勉工作,认真负责,不推诿扯皮,以高度的敬业精神和职业责任感全心全意为人民群众的健康服务。医务人员应该以服务群众为宗旨,以满足人民群众的健康需求为出发点和落脚点,不断提高服务质量和服务水平,为人民群众提供安全、科学、高效的医疗服务。

3.**工匠精神** 工匠精神是一种对工作精益求精、追求完美的精神态度。医务人员应秉持工匠精神,追求卓越,以高尚的品德、严谨的态度、精湛的技术,不断提升医疗服务水平。医务人员应该不断学习新知识、新技术、新方法,勇于探索和创新,用真心对待每一位患者,关注每一个治疗细节,为患者提供优质安全的医疗服务,推动医学的进步和发展。

4.**廉洁自律** 医务人员应该始终保持廉洁自律的品质,严格遵守职业道德规范和各项法律法规,不收受任何形式的红包、回扣、佣金等;不接受患者任何理由任何形式的馈赠;坚决抵制医疗不正之风,不过度检查、不过度用药、不过度治疗。严以自律,严谨治学,不断提高自身的学术水平,不断更新自己的医疗技术,跟上医学发展的步伐。

5.**专业素养** 医务人员专业素养是个人能力的重要体现,也是保障患者安全和健康的关键。医务人员需要具备扎实的医学知识、精湛的医疗技术、严谨的工作态度和高度的责任心,能够开展安全、科学、规范、有效的诊疗活动。医务人员还应该不断学习和掌握最新的医学理论和临床实践经验,不断提高自己的专业素养,为患者提供更加优质的医疗服务。医务人员专业素养是医疗卫生事业健康发展的重要保障,是提高医疗服务质量和水平的关键。

6.**医德医风** 医生要秉承救死扶伤、仁心仁术、不计较个人得失、全心全意为患者服务的信念。医疗实践中时刻关系患者的病情和需求,耐心倾听,充分沟通,在医患关系中体现人文关怀。医生要诚实守信,遵循相关法律法规,不谋取任何形式的不正当利益。医务人员要树立良好的职业形象,严格遵守诊疗规范,弘扬救死扶伤的精神,努力提升医疗服务水平。

(九)尊师重道

1.**厚德博学** 厚德指品德高尚、道德水平高,要有高远的人生理想,坚持真善美,严格要求自己,处事公正,实事求是,心怀天下,爱人爱物,无私奉献,胸怀大爱,行善积德。博学指学问渊博、知识面广,不断学习新的知识,扩充视野,更新知识结构。要善于学习和掌握各学科知识,拓宽知识面,兼通古今中外,融会贯通。厚德是博学的前提和基础,德才兼备,才德相成。没有高尚品德作为内在修养,单纯的知识并不能成就一个杰出的人。博学也有助于厚德的塑造,知识面广阔了,眼光开阔了,有利于站在高处审视问题,增强道德修养。

2.**承古拓新** 承古意味着继承和发扬中华民族的历史文化传统,学习前人的智慧与经验,认识中华民族灿烂的文化基因,将其内化为现代人的品格精神。拓新要求与时俱进,锐意进取,勇于创新,在继承传统的基础上,立足当下,面向未来,努力开拓创新,推进社会进步。承古拓新要求医务人员在思想上不墨守成规,在行动上敢于创新,既要继承和弘扬优秀传统文化,又要立足当下,解决临床现实问题,推动医学进步。只有这样才能在新的时代背景下弘扬中华民族不怕牺牲、勇于奉献的精神,实现中华民族伟大复兴。

3.**知行合一** 知行合一指知与行的统一,知是认识、理论,行是实践、行动。它要求一个人的思想意识要与实际行动相一致。知行合一的内涵包括:知必致行,言行一致;知行互为表里,知行相辅相成;知行高度统一,最终达到知行理念和行为完全一致。只有把知识内化为信念,转化为行动,才能真正掌握知识并创造价值。实现知行合一既需要强化责任担当、言出必践,还需要坚持理论与实践的结合,在实践中检验真理,在行动中升华理论。知行合一是中国传统美德,是中国传统哲学的重要思想。

4.尊师重教　尊师,就是要尊重知识和传播知识的人。重教,就是要重视学习知识和技能的过程,重视个人的成长道路。尊师使学生获得知识和品德的熏陶,重教让学生在学习中积累知识和锤炼意志。尊师重教的价值在于充分尊重知识和学习过程,是认识世界、改造世界的必要途径。尊师重教是中华传统美德,也是现代社会公民应当弘扬的美好品质。把尊师重教的理念传承好,对培养社会主义建设者和接班人具有重要意义。

(十)个人素养

1.慎独　典出《礼记·中庸》:"莫见乎隐,莫显乎微,故君子慎其独。"慎独是一种内在的修养定力,是古人每日三省吾身的省思,是在无人时、细微处,始终不放纵、不越轨、不逾矩。所谓"慎独"是指一个人在独处时也能谨慎自律,操行自守,不欺暗室。在没有人监督,没有人看到的暗处,也要慎独、坚守一个君子的原则。

2.慎微　典出《潜夫论·浮侈》:"慎微防萌,以断其邪。"指审慎细致,防微杜渐,及早发现和解决问题,可避免其继续恶化蔓延,从源头上杜绝弊端。如在教学中,要及早发现学生的异常表现,及时引导;在工作中,要审慎决策,防止错误;在生活中,要避免不良思想和行为的萌芽。"勿以恶小而为之,勿以善小而不为",不虑于微,始贻大患,不防于小,终累大德。

3.慎初　典出《礼记·经解》:"君子慎始,差若毫厘,谬以千里。"顾名思义,就是戒慎于事情发生之初,在思想上筑牢"第一道防线",不存侥幸之心,避免误入歧途。慎初体现的是一种审慎的态度和积极的精神,它需要我们深思熟虑,全力以赴,以免犯错失误。在个人修养方面,要注意言行举止,防止不良习惯和思想的养成,这样才能使我们的人生之舟行驶正途。

4.慎终　典出《老子·德经》:"慎终如始,则无败事。"告诫人们做事应谨慎小心,坚持始终如一,才不致功败垂成。一个人在事业或人生道路上,如果想要获得持久的成功,就不能忘记自己当初立下的理想和目标。只有时刻不忘初心,并牢牢坚持初衷,持之以恒地朝着目标努力,才能始终如一,体现自身价值,实现自己的人生抱负。

5.博学审问　博学指学贯古今,渊博的知识。需要广泛涉猎各学科知识,拓宽视野,积累知识量。审问指严谨的学术态度,不轻信、不盲从,对一切知识保持理性求证和批判的精神。主张多思考,慎重推敲,明辨是非。博学可以开拓视野,丰富积累;审问可以去伪存真,提高识见。两者结合可以达到洞究万象、求真务实的学术境界。

6.慎思明辨　告诫人们要善于分辨是非,有辨别是非的能力,找出事情的真相和本质,从而做出正确的判断和决策。在这个信息爆炸的时代,每天都会接收到大量的信息,其中不乏虚假和不良信息,如果没有辨别是非的能力,就很容易被这些信息所误导,甚至会犯下严重的错误。因此,我们要时刻保持警觉和谨慎,用明亮的眼睛和辨别是非的能力来应对生活中的挑战和机遇。只有这样我们才能更好地把握人生的方向,实现自己的人生价值。

三、课程思政矩阵图

序号	课程内容	政治认同				家国情怀					科学精神					法治意识				文化素养			
		共产党领导	理想信念	制度认同	民族认同	爱国主义	民族复兴	服务人民	社会责任	牺牲奉献	求真务实	严谨治学	批判创新	开放包容	团队协作	宪政信念	平等意识	权力义务	遵纪守法	人文知识	审美情趣	艺术鉴赏	语言能力
1	第一章 中医外科学发展概况	●	●	●	●	●	●	●	●	●	●	●	●	●		●	●	●	●	●	●	●	
2	第二章 中医外科范围、疾病命名及术语										●	●		●			●			●			
3	第三章 中医外科疾病辨证																						
4	第四章 中医外科疾病治法					●																	
5	第五章 疮疡					●																	
6	第六章 乳房疾病	●	●			●	●	●	●	●		●	●		●				●	●			●
7	第七章 瘿病			●	●				●				●							●			
8	第八章 痈、岩							●	●		●			●						●			
9	第九章 皮肤病及性传播疾病							●	●					●									
10	第十章 肛肠疾病	●	●	●			●	●	●	●						●			●				
11	第十一章 泌尿男科生殖系疾病					●		●	●	●		●	●							●			
12	第十二章 周围血管及淋巴管疾病							●	●				●							●			
13	第十三章 痛风							●	●	●		●	●							●			

序号	课程内容	传统文化					人文关怀				职业道德						尊师重道				个人素养			
		中医信仰	道法自然	和于术数	价值塑造	民族习俗	生命至上	尊重人格	人际关系	公平公正	使命担当	爱岗敬业	工匠精神	廉洁自律	专业素养	医德医风	厚德博学	承古拓新	知行合一	尊师重教	慎独慎微	慎初慎终	博学审问	慎思明辨
1	第一章 中医外科学发展概况	●									●								●		●	●		
2	第二章 中医外科范围、疾病命名及术语		●	●	●	●				●							●						●	●
3	第三章 中医外科疾病辨证																							
4	第四章 中医外科疾病治法																							●
5	第五章 疮疡	●																						
6	第六章 乳房疾病	●					●				●	●		●	●	●		●					●	●
7	第七章 瘿病	●			●	●	●				●	●			●	●		●						
8	第八章 瘤、岩	●																						●
9	第九章 皮肤病及性传播疾病										●												●	●
10	第十章 肛肠疾病					●		●																
11	第十一章 泌尿男科生殖系疾病	●					●	●										●						
12	第十二章 周围血管及淋巴管疾病	●					●						●		●									
13	第十三章 痛风	●					●	●	●		●		●		●	●							●	●

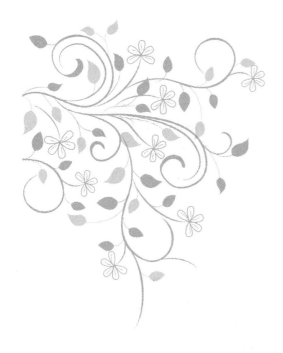

上 篇 总 论

第一章 中医外科学发展概况

中医外科学是以中医药理论为指导,研究外科疾病发生、发展及其防治规律的一门临床学科。中医外科学内容丰富,包括疮疡、乳房疾病、瘿、瘤、岩、皮肤及性传播疾病、肛门直肠疾病、泌尿男性生殖系疾病、周围血管和淋巴管疾病及外科其他疾病等。在历史上,金刃刀伤、跌打损伤、耳鼻喉眼口腔等疾病曾统属于外科范围,随着医学的发展,以上疾病先后分化归属于有关专科。中医外科学历史悠久,几千年来经历了起源、形成、发展、逐渐成熟等不同阶段,取得了巨大的成就,充分认知中医外科的发展历程方能坚定中医文化自信,培养中医思维和中医觉悟。

一、教学目标

1. 知识目标 掌握中医外科发展历史过程中重要著作、重要人物、代表性学术思想和标志性成果,以及对后世的影响。

2. 能力目标 检索文献、阅读经典、归纳分析的科研能力。

3. 思政目标 融入政治认同、家国情怀、科学精神、法治意识、传统文化、个人素养等内容。

二、相关知识板块的思政元素分析

（一）家国情怀、尊师重道

本案例以情景穿越的形式回到中医外科发展过程的历史长河,通过"剑宗"和"气宗"之争,回顾了历代先贤们对中医外科发展做出的杰出贡献,帮助学生领略中医外科的独特魅力和价值,坚定文化信仰,尊师重道,继承和发扬中医药文化。

（二）科学精神、个人素养

通过温习中医古代经典古籍,领悟古代医家的严谨治学的科学精神,感受传统文化魅力,提高个人素养,提升职业道德修养。

（三）政治认同、法治意识

学习新中国成立后中医外科学的发展成就,了解党和国家为了发展和传承好中医药所制定一系列法律法规,确立高度的政治认同,增强法治意识,提升凝聚力,做政治素质过硬、专业技术精湛的中医药传承人。

案例　中医外科学发展概况教学案例

一、案例

(一)案例介绍

《柳叶刀》是当代医家膜拜的"盖世医刊"。殊不知,考古人员在一座明代墓葬中发现了一种铁质的外科手术器械,此刀设计甚妙,刀端尖锐呈柳叶形,刃口位于刀端一侧,可作横向切开,人称"柳叶刀"。从此揭开了"青囊派"和"岐黄派"悬壶济世的辉煌与荣耀。

提到《笑傲江湖》,人们总会想起华山派剑宗和气宗之争。杏林绝学中也有以"青囊派"华佗为代表的"剑宗"和"岐黄派"张仲景为代表的"气宗",他们世代苦修,济世安民,造福苍生,为当今杏林盛世做出了不可磨灭的贡献,被现代医家所敬仰和推崇。

西汉年间,江湖出现了一本奇书《黄帝内经》,奠定了"气宗"和"剑宗"的理论基础,被后世尊为"医家之宗"。隋唐时期"气宗"更胜一筹,巢元方等所著《诸病源候论》是现存最早论述病因病理的专著;唐代孙思邈的《千金要方》更是一部临床实用百科全书。宋元时期"剑宗"崛起,陈自明撰书《外科精要》,齐德之著《外科精义》对外科的发展产生深远影响。明清时期"剑宗"达到鼎盛,外科专著涌现,名医辈出。如薛己著的《外科枢要》,记载了诸多外科病的理论、经验、方药。汪机的《外科理例》主张外科病治疗要调补元气为先,以消为贵,以托为畏。申拱辰的《外科启玄》因绘图较多,又称《图像外科启玄》,提倡外科手术疗法及煮针消毒。其他还有窦梦麟的《疮疡经验全书》、王肯堂的《疡医证治准绳》、张景岳的《外科钤》、陈文治的《疡科选粹》等各有特色。清代祁坤的《外科大成》、陈士铎的《洞天奥旨》、吴谦等著的《医宗金鉴·外科心法要诀》、顾世澄的《疡医大全》、吴师机的《理瀹骈文》等均对外科有独到见解。明清时期"青囊派"内部更出现了新的派系,最具代表性的三大流派为正宗派、全生派和心得派。"正宗派"以陈实功的《外科正宗》为代表,被后世医家评价为"列证最详,论治最精",对中医外科学的发展影响深远;"全生派"以王维德的《外科证治全生集》为代表,其主要学术思想为"阴虚阳实论",创立了外科证治中以阴阳为核心的辨证论治法则;"心得派"以高秉钧的《疡科心得集》为代表,其学术思想为"外疡实从内出论"。

新中国成立以后,中医外科学也进入了一个崭新的历史发展时期,"剑宗"和"气宗"合二为一,精进外科技艺的同时注重内科心法修炼,主要体现在一些特色鲜明、优势明显的专科专病的建设上,有些科研成果已达到世界先进水平。党的二十大报告更是把传承创新发展中医药作为中华民族伟大复兴的大事。党中央高度重视中医药的发展,2016年12月25日通过的《中华人民共和国中医药法》是一部为了继承和弘扬中医药、保障和促进中医药事业发展、保护人民健康而制定的法律。2016年国务院印发《中医药发展战略规划纲要(2016年—2030年)》,明确了我国中医药发展方向和工作重点,促进中医药事业的健康发展。

作为当代中医人,继承和发扬中医药事业这块中华民族的瑰宝是时代赋予我们的历史重任。第一,要深入学习中医理论典籍,继承古代先贤们的思想精髓和临证经验,提升中医药服务水平,在医疗卫生体系中发挥中医药的特色优势,构建符合时代发展的中医医院管理模式,提高服务质量和患者满意度。第二,推进中医药科研创新,运用现代科研方法探索中医药规律,在科学研究中验证和发扬中医药理论,促进中西医结合,实现中医药现代化。第三,传播和宣传中医药文化,通过各种途径让更多人了解和相信中医,提高中医药在社会上的认知度和影响力。第四,培养高素质中医药人才,把中医药文化传承作为教育的重要任务,培养医德高尚、学术精深、技术娴熟的中医药人才。第五,加强中医药国际交流合作,助推中医药国际化进程,推动中医药走向世界,使其成为展示中华文明的重要窗口。

(二)案例所反映的知识内容

1.案例展示了中医的四大别称——岐黄、青囊、杏林、悬壶。①岐黄源于《黄帝内经》,因其是黄帝与岐伯讨论医学的专著,便称《黄帝内经》为岐黄之术。②青囊:名医华佗的典故。据说华佗死前为报狱卒酒肉侍奉之恩,曾将所用医书装满一青囊送予狱卒,使华佗的部分医术流传下来,据此后人称中医为青囊。③杏林:名医董奉的故事。他为百姓治病从不收取钱财,只求轻症被治愈者种一棵杏树,大病重病被治愈者种五棵杏树。数年后杏树成林,一望无际。从此人们便唤中医为杏林。④悬壶:修道求仙的传说。传说河南汝南的费长房拜壶翁为师,学修仙之道,他术精业成,辞师出山,又得壶翁传赠的治病鞭鬼之竹杖,从此悬壶行医。从那时起他的诊所和腰间悬挂的葫芦便成了中医的标志。

2.文案回顾了中医外科发展历程中的大事记,展示了从秦汉到明清,中医外科从形成到成熟阶段历代医家的著作及影响,其中不乏世界首创的"葱管导尿术""全身麻醉术"等。明清时期外科三大学术流派为正宗派、全生派和心得派更是对中医外科的发展影响深远,阳和汤、阳和解凝膏、犀黄丸和小金丹等名方至今仍广为运用。

3.新中国成立后,随着中医事业的发展,中医外科学也进入了一个崭新的历史发展时期,在队伍建设、人才培养、科学研究、专科专病建设等方面都取得了可喜的成就。当代医务工作者应坚决拥护党的领导,坚持社会主义方向,增强法治意识,坚定宪政信念,遵守国家法律法规、医疗规章制度和医学伦理准则,竭尽全力维护群众的生命健康。在学术领域,坚守中华优秀传统文化的价值观和道德标准,坚守中医信仰,积极探索适合中医实际的医学发展和研究道路。

二、教学设计与实施过程

(一)思政理念分析

1.本案例以情景穿越的形式回到中医外科发展过程的历史长河,通过"剑宗"和"气宗"之争,回顾了历代先贤们对中医外科发展做出的杰出贡献,帮助学生对中医外科发展历程中的重要事件和人物的记忆,领略中医外科的独特魅力和价值,坚定文化信仰。

2.通过温习中医古代经典古籍,领悟古代医家的科学精神,感受传统文化魅力,提高个人素养,提升职业道德修养。

3.了解新中国成立后中医外科学的发展成就,展示党和国家为了发展和传承好中医药所制定一系列法律法规,确立高度的政治认同,增强法治意识,提升凝聚力,做政治素质过硬、专业技术精湛中医药传承人。

（二）教学方法

1.情景式　本案例采取情景模拟的方式,穿越回中医外科发展的历史长河,体验历代医家对中医外科的贡献,感受他们追求真理、服务人民的精神,实现知识目标。

2.讨论式　课堂组织学生讨论,探讨古代医家在中医外科发展中的贡献和思想,鼓励学生发表自己的见解,提高分析、处理问题的能力,实现能力目标。

3.总结归纳法　归纳总结中医外科发展过程的经典古籍的历史意义和社会价值,概括新中国成立后党和政府制定的发展中医药的方针政策,激发学生爱国主义情怀,拥护共产党的领导,树立继承和发展中医药事业的坚定信念,实现育人目标。

（三）教学活动设计

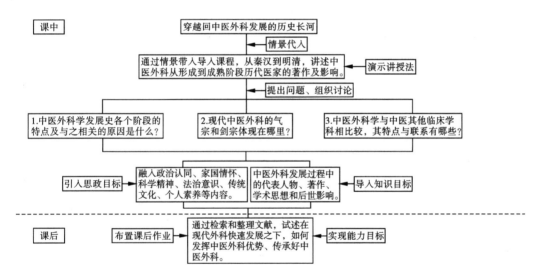

三、教学效果

（一）教学目标达成度

本案例的教学目标达成度较高。通过情景穿越的方式,以史带论,以论促史,史论结合,能够帮助学生更好地理解中医外科发展的历程和意义,提高对中医外科的认识和理解,能够深入了解中医外科的发展历程和历代医家的贡献,领略中医外科的独特魅力和价值,坚定文化信仰。学生通过讨论和归纳总结,提高分析、处理问题的能力,实现知识目标和能力目标。最后通过学习党和政府制定的发展中医药的方针政策,培养学生爱国拥党、强化政治信念,树立继承和发展中医药事业的坚定信念,实现育人目标。

（二）案例反思

本案例的教学过程中也存在一些不足之处，需要进行反思和改进。首先，情景穿越的方式需要更加贴近历史真实情况，避免出现与历史事实不符的情况。其次，需要更加注重培养学生的创新思维能力和自主学习能力，鼓励学生提出自己的观点和见解，允许批判和质疑，培养学生独立思考能力。

（三）学生反馈

通过学习这个案例，更加深入地了解了中医外科的发展历程和历代医家的贡献，感受到了古代医家追求真理、服务人民的精神，更加坚定了继承和发展中医药事业的信念。学生觉得这个案例形式非常有趣，通过情景穿越的方式更加激发了探究中医外科的历史和文化的好奇心，同时也让学生更加深入地思考中医药在现代社会中的发展和应用，坚定理想信念，对于未来的学习和职业发展有很大的启示。

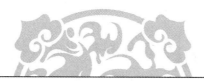

第二章 中医外科范围、疾病命名及术语

中医学历史悠久,历代文献浩如烟海,成为承载中医学发展的重要基础和载体。而中医病名在有关病症的文献资料中提纲挈领,首当其冲,实为认识外科病症的开门钥匙。中医外科起源很早,病症遍及全身,病因病机内外交错,病名每每令人感觉生僻难懂,名称纷繁复杂,对于认识中医外科病症的本质、学习研究中医外科知识、阅读中医外科古典文献等都带来了很大的困难。有鉴于此,本案例由此切入。

一、教学目标

1. 知识目标　掌握中医外科疾病命名的原则和具体内容。
2. 能力目标　批判性思维,讨论中医外科病名的保留取舍。
3. 思政目标　融入科学精神、法治意识、传统文化、个人素养等内容。

二、相关知识板块的思政元素分析

(一)传统文化、个人素养

中医病名来自古代先贤们临床实践和智慧的结晶,其中无不体现了尊重自然、天人合一、阴阳平衡的中医内涵,从中感悟中医的博大精深,坚定文化信仰,树立传承和发展中医药事业的信念。

(二)传统文化、文化素养

整理和挖掘中医古籍中关于中医外科疾病命名的演变历程和不同历史时期外科病症的主要特点,感悟古代医家善于观察、善于思考、善于总结的治学精神。

(三)尊师重道、科学精神

中医文化的"断舍离"不是一个简单的话题,它需要新一代中医人具有厚德博学的中医传承、开放包容的文化底蕴、平等严谨的学术精神、求真务实的工作作风,既不盲从,也不独断,需要在实践中寻找答案。

案例 中医外科疾病命名教学案例

一、案例

（一）案例介绍

中医外科病名的研究与中医名词术语的规范化研究关系密切，它们已成为学术交流与学科发展的基础性工作，近30年中医名词术语的规范化研究工作越来越受到学术界和国家管理部门的重视，因此无论是从古籍整理的学术传承角度，还是中医当代继承性创新发展的角度，古代外科病名的现代规范整理研究都具有重要的学术意义。病名是认识疾病的首要概念，是对疾病特点的高度概括。中医病名通常仅用2～3个汉字就提示着病症的特点。因此，它既有简明扼要的特点，又具有复杂的内涵，表现为难以完全揭示病症诸要素，特别是难以取得医家统一认知。对中医外科来说，以上特点表现得比其他临床学科更为突出，这与中医外科病变涉及的范围大、病症种类复杂等多种因素有关。病名实际上包括病症名称、病变特征、病位、病因病机等诸多内涵，是中医认识疾病的关键性概念。中医外科病名纷繁复杂的现象，不仅对于阅读古籍文献造成很大障碍，而且对于当代中医外科的研究和发展，也有很大影响。

个别中医外科病名还容易让患者误解，给临床和教学工作带来一些额外的困扰。比如临床教学有的同学会问："臀部如果生了局限性的化脓性病灶，能叫臀痈吗？臀痈不是属于发的范畴，特点是边界不清吗？"有一些病名容易造成误诊，比如周围血管病可以统称为"脉管病"，但临床上经常会被一些医生统称"脉管炎"（脉管炎临床特指血栓闭塞性脉管炎）。还有的病名临床容易让患者误解，比如下肢静脉曲张的中医诊断为"筋瘤"，临床中经常有人怀疑自己得了肿瘤；中医"淋证"的诊断，因为名称和西医的"淋病"极其近似，常被患者或家属误解，造成的心理压力和精神伤害。因此，临床工作需要医务人员具有良好的沟通能力，严格执行中医诊疗规范，病历文书记录必须严谨，中西医病名二者缺一不可。

中医病名来自古代先贤们临床实践和智慧的结晶，但对于严谨科学的医学而言，上述一些问题不能被忽视。中医几千年来为我国人民的健康做出了巨大的贡献，对世界医学的发展也影响深远，它的许多病名如丹毒、疔、痄腮、脱疽等，至今为人们耳熟能详，有一些西方医学当初也是沿用了中医的病名。但是今天，西医的科普知识更被人们所熟知，病名诊断更被群众所默认，而中医的许多病名已被人遗忘，尤其是年轻一代，很多人对中医病名不了解甚至排斥。在医学快速发展的今天，中西医融合的呼声越来越高，信息交流如此频繁，如果我们继续固执成见，不能与世界文化相交融，这可能会影响中医文化的交流和传播，显然不利于中医外科的发展。也许，对于繁杂的中医外科疾病命名是到了断舍离的时候了，但是这需要进一步规范和研究，需要新一代中医人的实践和探索。

（二）案例所反映的知识内容

中医外科历史悠久，著作丰富，加之我国幅员辽阔，地理环境差别较大，气候不同，方言各异,而中医又多以师承家授相传,所以外科疾病的命名繁多而不统一,并且存在同病异名、同病多名或异病同名等现象。然而,外科疾病的命名仍是有一定规律可循的。一般是依据其发病部位、穴位、脏腑、病因、症状、形态、颜色、特征、范围、病程、传染性等分别加以命名:以部位命名者,如乳痈、子痈、臁疮等;以穴位命名者,如人中疔、委中毒、环跳疽等;以脏腑命名者,如肠痈、肝痈、肺痈等;以病因命名者,如破伤风、冻疮、漆疮等;以症状命名者,如乳漏、黄水疮、麻风等;以形态命名者,如蛇头疔、鹅掌风、岩等;以颜色命名者,如白驳风、丹毒、黧黑斑等;以疾病特征命名者,如烂疔、流注、湿疮等;以范围大小命名者,如小者名疖,大者为痈,更大者称发;以病程长短命名者,如千日疮等;以传染性命名者,如疫疔等。

另外,两种命名方法同时应用者也经常存在,如火毒流注、肺风粉刺是病因分别与特征、症状相结合命名的,乳岩、肾岩翻花等则既含有部位,又具有疾病的特征。

二、教学设计与实施过程

（一）思政理念分析

1. 中医病名来自古代先贤们临床实践和智慧的结晶,其中无不体现了尊重自然、天人合一、阴阳平衡的中医内涵,从中感悟中医的博大精深,坚定文化信仰,树立传承和发展中医药事业的信念。

2. 通过搜集、整理和挖掘中医古籍中关于中医外科疾病命名的演变历程和不同历史时期外科病症的主要特点,感悟古代医家善于观察、善于思考、善于总结的治学精神。

3. 课堂讨论中医外科疾病命名的优势和缺点,培养学生批判性思维能力和严谨治学的科研精神。“断舍离”不是一个简单的话题,它需要新一代中医人具有厚德博学的中医传承、开放包容的文化底蕴、平等严谨的学术精神、求真务实的工作作风,既不盲从,也不独断,需要在实践中寻找答案。

（二）教学方法

1. PBL 式教学　课前布置作业,整理不同历史时期中医外科疾病命名的特点,思考其优势和弊端。

2. 多媒体讲授　结合临床实际案例,讲解中医外科疾病名称带来的一些困扰。同时结合中医外科发展史,介绍中医外科疾病命名的演变历程和不同历史时期外科病症的主要特点,最后结合教材归纳现代中医外科命名的原则和分类,实现知识目标。

3. 课堂讨论　探讨哪些中医外科疾病的命名可以断舍离,鼓励学生发表自己的见解,提高分析、处理问题的能力,实现能力目标。

4. 总结归纳法　归纳总结中医外科疾病命名的学术价值,让学生充分理解只有熟读中医古籍,学好中医传统文化,掌握深厚的中医知识,才可能对中医外科疾病的命名提出“断舍离”的可行性建议。

（三）教学活动设计

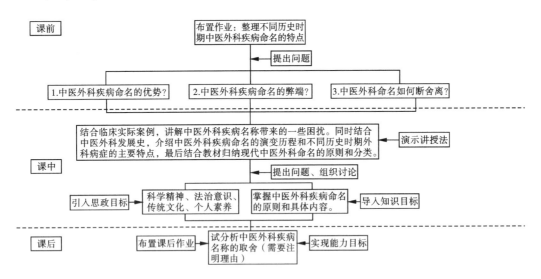

三、教学效果

（一）教学目标达成度

在本次中医外科疾病命名思政案例的教学中，教学目标达成度较高。通过讲解中医外科疾病命名的历史演变和现代中医外科命名原则，学生能够全面了解中医外科疾病命名的特点和优势，同时也能够认识到其中存在的问题和弊端。通过课堂讨论分析，学生能够深入思考中医外科疾病的命名如何进行"断舍离"，提出自己的见解和可行性建议。教学目标中强调的知识、能力、素质要求均得到了较好的落实。

（二）案例反思

本次教学实施过程中，教师能够充分运用多媒体手段和 PBL 教学方法，将思政理念融入课程设计中，引导学生积极思考和讨论。同时，教师能够结合中医外科疾病命名的历史演变和现代命名原则进行讲解，帮助学生全面了解中医外科疾病命名的特点和优势。在课堂讨论环节，教师能够鼓励学生发表自己的见解，提高分析、处理问题的能力。总体来说，本次教学实施效果良好，达到了预期的教学目标。但是，关于中医外科疾病命名的取舍问题是个开放性的话题，课堂讨论环节需要教师具备较好的教学控制能力，避免出现脱离教学内容，离题万里的情况。

（三）学生反馈

大部分学生对本次课程产生了浓厚兴趣，积极参与课堂讨论，表现出对中医传统文化和中医外科疾病的命名更高的兴趣度和求知欲。建议在课堂讨论环节，可以提前准备一些具有争议性的案例，让学生针对性地进行讨论，然后逐步再展开，可以增加课堂活跃度，更有利于激发学生的思辨能力和表达能力。在教学结束后，可以针对课后作业进一步组织课后讨论，这样温故知新，更牢固地掌握课堂所学习的知识内容。

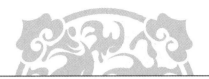

第三章　中医外科疾病辨证

　　中医学重视辨证,认为只有辨证,才能抓住疾病的本质,抓住动态变化中的相对静止,而后从根本上指导临床施治。而中医外科学强调辨病,如《疡科心得集·疡证总论》中说:"凡治痈肿,先辨虚实阴阳(辨证)。经曰:诸痛为实,诸痒为虚,诸痛为阳,诸疽为阴。又当辨其是疖、是痈、是疽、是发、是疔等证(辨病)"。所谓辨病,就是辨识具体的疾病,任何疾病都有一定的临床特点,其发生、发展及转归、预后也有一定的规律。辨病的目的在于掌握疾病发生、发展的规律,和与之相关疾病的鉴别诊断。因此,中医外科学的辨证特点首先强调辨病与辨证相结合,先辨病后辨证。其次是局部辨证与全身辨证相结合,尤以局部辨证为主。如流痰发病缓慢,局部不红不热,化脓也迟,溃后脓稀薄如痰,不易收口,以阴阳辨证来辨属阴证。但结合全身症状来辨,疾病后期,如日渐消瘦、精神委顿、面色无华、形体畏寒、心悸、失眠、自汗,舌淡红、苔薄白,脉细或虚大者,属气血两亏;如午后潮热、夜间盗汗、口燥咽干、食欲减退,或咳嗽痰血,舌红少苔,脉细数者,则属阴虚火旺。最后强调阶段性辨证(分期辨证),任何疾病都有一个发生发展和转变传化的过程。中医外科疾病多有局部症状可循,因此更易直观地划分出不同的阶段。比如化脓性疾病多有初期、成脓、溃后三个明显不同的阶段;皮肤病同样具有较为明显的阶段性;肛门直肠疾病中内痔有Ⅰ、Ⅱ、Ⅲ三期,肛裂分早期和陈旧两类。

一、教学目标

　　1. 知识目标　熟悉中医外科疾病的辨病程序;掌握外科疾病阴证阳证的辨证方法;掌握外科疾病上、中、下三部辨证方法。

　　2. 能力目标　熟练掌握肿、痛、痒、脓、麻木以及肿块、结节、溃疡、出血的辨证特点。

　　3. 思政目标　融入家国情怀、个人素养等思政内容。

二、相关知识板块的思政元素分析

（一）家国情怀

从"四渡赤水"看中医外科辨病与辨证的关系。案例以"四渡赤水"为切入点,用当时革命红军所处的境地及成功摆脱国民党包围圈的结果融入中医外科疾病"先辨病后辨证"的知识目标。同时有助于培养学生的爱国情怀,增强民族自豪感,激励学生自强自立并形成求真求实的治学态度,引导和激发学生培养社会责任感和专业使命感。

（二）慎思明辨

从毛泽东主席"四渡赤水"战略指挥的成功,认识到"善察善思"的重要性,在纷繁复杂的战争局势中毛主席把握局势变化,辗转腾挪,用兵如神,融入临床医生应该认识到在中医外科疾病中"证是不断变化的"这一知识目标。

案 例　中医外科疾病辨证教学案例

一、案例

（一）案例介绍

四渡赤水是中国工农红军在长征途中的一次重要军事行动,由毛主席指挥,成功地化被动为主动。

一渡赤水:摆脱被动。1935 年 1 月 19 日,中央红军各部陆续到达黔北土城地区。28 日下午,敌军向红五军团阵地发起轮番进攻。在前沿指挥作战的毛泽东得到情报,敌军不是原来估计的 4 个团,而是 6 个团。他紧急召集政治局主要领导开会,提出红军必须立即停止战斗,撤出战场。中央红军除留下少数部队继续阻击敌军外,其余各路纵队迅速轻装,从土城渡过赤水河西进,以打乱敌军尾随计划,变被动为主动。

二渡赤水:遵义大捷。中央红军渡过赤水河,分左右两路,进入川南古蔺、叙永县境,准备从宜宾上游渡过长江北进。1935 年 2 月 1 日,红一军团二师奉命向叙永县城发起攻击。4 日,在叙永县城久攻不下和敌军增援部队不断到达的情况下,毛泽东和中革军委作出新决定:放弃在叙永一带北进的计划,向云南东北部转移。7 日,毛泽东命令各部迅速脱离川敌,向川滇边的扎西(今威信)地区集中,改在川滇黔三省交界的地区机动作战。19 日,红军在太平渡、二郎滩渡口二渡赤水河,全部进入贵州,返回黔北地区。

三渡赤水:引敌西进。1935 年 3 月 14 日,红军主力移师仁怀县东南 20 多公里的鲁班场,进攻据守在那里的中央军周浑元纵队。战斗中敌十三师 4 个团由三元洞急速增援,一下子改变了战场形势。毛泽东沉着果断,立即决定退出战斗,指挥部队于当晚撤离了鲁班场地区,并在敌人的援军之间快速穿插,直接攻向茅台镇。3 月 16 日,红军几乎一枪未发就拿下了茅台镇。17 日,红军主力全部渡过赤水河。

四渡赤水:跳出重围。渡过赤水河后,毛泽东命令部队停止前进,只令红一军团派出一个团伪装成红军主力的样子,从古蔺向西而行,沿途拉开距离、展开红旗、散发传单,故意作出要北渡长江的姿态,迷惑敌人。然后调头南下,在 21 日晚一夜之间,从太平渡、二郎滩等渡口四渡赤水河。然后调头南下,穿插行进在数十万敌军的缝隙之中。3 月底,红军从梯子岩等渡口南渡乌江。

在这场战斗中,红军战士们化被动为主动,犹如一条灵巧的赤水河流域中的游鱼,迅速地在敌人的包围圈中穿梭,让敌人无法捉摸。他们展现出了英勇无畏的精神风貌,坚定地迈向胜利的彼岸。四渡赤水成了红军战史上运动战的经典之作,它犹如一颗璀璨的明珠,熠熠生辉于中国革命的历史长河之中。

（二）案例所反映的知识内容

1. 中医外科学的辨证特点首先强调辨病与辨证相结合,先辨病后辨证。这是教学中的知识重点,必须引导学生理解并记忆。毛泽东主席四渡赤水是因为"敌强我弱""敌为刀俎我为鱼肉"的客观形势（相当于"病"）,从而因时、因地、因势（相当于"证"）制定出先后四渡赤水的战术策略,帮助学生理解记忆"先辨病后辨证"。

2. 中医外科疾病强调阶段性辨证（分期辨证）,属于教学中的知识重点。以四渡赤水案例中审时度势,相机而动的阶段性战略运用,引出"阶段性辨证"的知识要点,帮助学生理解。同时可以有助于培养学生"善于观察、善于思辨"的个人素质。

二、教学设计与实施过程

（一）思政理念分析

毛泽东主席非常清楚红军当时所处的形势:以三万兵力面对敌军四十万军队组成的铁壁合围,稍有不慎,便会使红军陷入万劫不复的境地（此为"辨病"）。在如此绝境之下,毛主席把握时势（此为"辨证"）,穿梭在敌军包围圈中,化主动为被动,打乱敌军部署,将运动战演绎为战争艺术,最终成功突围,保留了革命火种。临床处理中医外科疾病时,首要辨病,这决定了治疗的大方向;辨证是为了更加明确病性病势,以便制定具体的治则,采用相应的治法,达到预期的治疗目的。这与四渡赤水战役中毛主席随机应变的作战方式如出一辙。

（二）教学方法

1. PBL 教学法　课前布置作业,预习"中医外科疾病辨证"章节内容,整理"四渡赤水"有关史料,提出需要解决的问题。

2. 演示讲授法　通过"四渡赤水"有关的影视作品、图片、史料等展示,帮助学生回顾并欣赏四渡赤水这场毛主席战争指挥史上的经典案例,使同学们认识到在极度困难的绝境下,毛主席把握大局,审时度势,在敌强我弱的形势下充分发挥"运动战"机动性这一战略举措的伟大与智慧。

3. 讨论法　引导学生在深入思考的基础上进行讨论:从"四渡赤水战役"到"先辨病后辨证",二者有何共通之处?

4. 总结归纳法　总结归纳先辨病后辨证的原因。

（三）教学活动设计

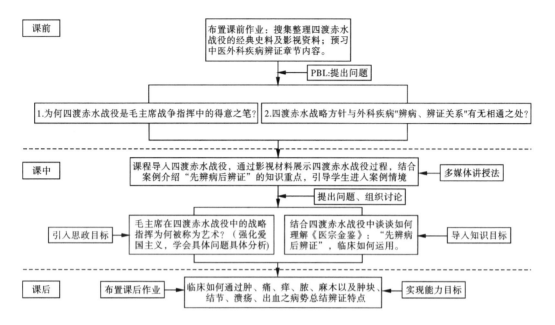

三、教学效果

（一）教学目标达成度

1. 本案例依托毛主席战争指挥的四渡赤水战役,充分营造激情、互动且有参与感的课堂氛围,实现了思政案例"形象育人"的效果。当学生欣赏着毛主席在寡不敌众的绝境之下镇定自若挥斥方遒的战争作品,学生的爱国情感油然而生。

2. 注重思政目标与知识目标的有机结合,使学生掌握了"先辨病后辨证""全身辨证与局部辨证相结合"的知识重点,实现了让学生快乐获取知识的目的,降低了学生对知识要点的理解难度。

3. 依托 PBL 教学法,以问题为导向,鼓励学生从思政案例中讨论,充分理解"先辨病后辨证"的重要性与必要性,从知识与能力、情感与态度、价值与立场构建多维度课堂教学,同步实现价值塑造、能力培养、知识传授三位一体的教学目标,教学方法先进,课堂互动感强,学生参与度高。

（二）案例反思

中医外科疾病都有一定的临床特点,其发生、发展及转归、预后也有一定的规律。辨病首先有助于与相关疾病鉴别诊断,确定治疗大方向。其次根据疾病表现出的全身症状或局部症状进行辨证,两相结合。但"先辨病后辨证"的思维理念相对抽象,学生理解较为困难,其概念的强化是教学过程中的重点。通过四渡赤水的思政案例,帮助学生掌握了"先辨病后辨证""全身辨证与局部辨证相结合"的内涵。同时,通过学生课前查阅史料,重温四渡赤水战役的绝妙艺术、艰苦卓绝、热血沸腾,激发学生强烈的爱国主义情感。

（三）学生反馈

　　学生课前观看四渡赤水战役的相关影视作品或阅读相关史料，并预习相关教学内容知识点，可以促进其与老师互动的积极性，刺激学习兴趣，加深对中医外科疾病辨病辨证知识点的理解。通过课间、课后讨论，学生表达对四渡赤水战役的个人理解，强化学生爱国之心。同时通过战争细节的讨论，使学生认识到事物是不断变化的，要善察明思，提高个人素养。

第四章　中医外科疾病治法

中医外科疾病的治疗方法分内治和外治两大类。内治之法基本与内科相同，但其中有透脓、托毒等法，以及结合某些外科疾病应用某些比较独特的方药，则与内科有显著区别，为外科内治法之特点。外科内治法除了从整体观念进行辨证施治外，还要依据外科疾病的发生发展过程，比如按照疮疡初起、成脓、溃后三个不同发展阶段（即初起为邪毒蕴结、经络阻塞、气血凝滞；成脓期为瘀久化热，腐肉成脓；溃后则为脓毒外泄、正气耗损），确立消、托、补三个总的治疗原则。然后循此治则，运用具体的治疗方法，如解表、清热、和营等法。而外治法中的外用药物、手术疗法和其他疗法中的引流、垫棉、挂线等法，则为外科所独有；外治法是运用药物、手术、物理方法或使用一定的器械等，直接作用于患者体表某部或病变部位而达到治疗目的的一种方法。《理瀹骈文》说："外治之理，即内治之理，外治之药，即内治之药，所异者法耳。"临证时由于病种不同，病情不一，有时专恃外治而竟全功，亦有专用内治而获痊愈的。但一般说来，大部分外科疾病必须外治与内治并重，相辅相成，以增强疗效。

一、教学目标

1. 知识目标　熟悉中医外科疾病的治疗方法；掌握消、托、补三大内治法在外科疾病不同阶段的具体应用；掌握外治法中的各种药物疗法。

2. 能力目标　熟练掌握切开法、火针烙法、砭镰法、挑治疗法、挂线法、结扎法的适应证、用法及注意点。

3. 思政目标　融入家国情怀、文化素养、传统文化等思政内容。

二、相关知识板块的思政元素分析

（一）家国情怀

从"围城必阙"理解中医外科疾病外治法中箍围药的立法宗旨。案例以围城必阙的经典历史典故"吴兵破楚"为切入点，用吴军夫概围而不攻大获全胜的故事融入中医外科疾病外治法箍围药适应证的知识目标。同时有助于培养学生的爱国情怀，激励学生自我提升思辨能力。

（二）文化素养

围城必阙出自兵书《孙子兵法》，可以在学生学习本章节箍围药的同时，引发学生对中国经典人文史学名著的兴趣，提高学生的人文修养。在学习古籍经典的过程中，或可进一步增强学生的民族自信和文化自信。

（三）传统文化

围城必阙出自中国古典传统名著，从本章节案例之中反映出中国古人兵法的实用性。用药如用兵，箍围药的作用特点与围师必阙有异曲同工之妙，这可以极大地促进学生学习中医传统文化知识的兴趣，强化其中医信仰及民族自豪感。

案例　中医外科疾病治法教学案例

一、案例

（一）案例介绍

"围城必阙，穷寇莫追"出自《孙子兵法·军争篇》："故用兵之法，高陵勿向，背丘勿逆，佯北勿从，饵兵勿食，归师勿遏，围师必阙，穷寇勿追。此用兵之法也"。这一兵法策略经常被用于战争之中，且每获奇效。

孙武当年带吴兵破楚的时候，有个先锋叫夫概，他是吴王阖闾的弟弟。战争开始的时候，两国会兵在蔡国境内，之后楚军向西南退却，吴兵前锋正锐，紧紧跟着楚军，寸步不离。楚军准备退回楚国国境，在汉水边上和吴兵决一死战。楚军退到一条大河边上，正在紧急准备渡船，这时候吴兵赶到。吴国将军们都建议夫概要马上进攻楚军，趁他们还没来得及过河，把所有的楚国兵都消灭在河边。夫概说，等一下，不急。楚兵准备好了船，开始摆渡，刚渡了一小半，夫概即令吴兵冲锋。还待在岸上的楚兵无心恋战，争先恐后要上船，当然乱成一片，除了第一批上船渡河的，楚国兵无一幸免，全被吴国人消灭。夫概说，如果未渡时就攻击，楚国兵知道渡河无望，必然回头死战，我们未必能全胜。如果已渡过部分人了，岸上的人心存渡河的希望，就不会死战。对手困兽犹斗，这时候是很难战胜的，但如果给它一点生存的希望，它是很容易瓦解的。

（二）案例所反映的知识内容

1. 中医外科疾病外治法中的箍围法是教学中的知识重点，必须引导学生理解并记忆。明代徐灵胎在《医学源流论》中提出："外科之法，最重外治，外治之中，尤当围药"。突出了箍围药在中医外科中的重要地位，箍围药的作用之一是促使"护场"形成，约束毒邪，防止外散。正如案例中夫概对楚军形成包围之势，防止其四散流窜。

2. 中医外科疾病箍围药另一方面的作用是留有围药缺口,使邪有出路,不至内陷,变生他证;邪有出路,从皮肤而散,亦可加快疾病的康复。正如案例之中夫概围而不攻,且故意放其过河,使楚军不至于陷入绝境而背水一战,届时战况不受控制,以最小伤亡获得最大的战争收益。足可证明"用药如用兵,治法如兵法",亦可窥见箍围药的立法之中所蕴含的中国古人智慧。

二、教学设计与实施过程

(一)思政理念分析

吴国孙武带兵破楚,会兵蔡国境内,决战汉水之滨,本可一鼓作气,强攻而灭之。但先锋夫概机敏过人,在楚兵准备背水一战之际,佯装给楚军渡汉水之机会,楚军果然上当。夫概趁楚军渡河之时,给予致命打击,大获全胜。战中之楚军,可类比中医外科疾患中之痈肿;夫概围而不攻,正如《医学源流论》所述痈肿之治法:"惟围药能截之,使不并合,则周身之火毒不至矣"。吴兵群围之防审,似箍围药防"其已聚之毒,不能透出皮肤,势必四布为害"。夫概故意放楚军过河,是遵围师必阙之意,正如徐灵胎有言:"惟围药能束之使不散漫,则气聚而外泄矣。如此则形小顶高,易脓易溃矣"。还可用中医经典方剂六神丸现代药品说明书之中亦含围师必阙之意:"外敷在皮肤红肿处,取丸十数粒,用冷开水或米醋少许,盛食匙中化散,敷擦四周,每日数次常保潮润,直至肿退为止。如红肿已将出脓或已穿烂,切勿再敷"。所以说利用围师必阙的这一案例代入箍围药的学习之中,恰如其分,既可加深学习印象,又可培养学生的爱国主义情怀和人文素养,更可激发其强烈的民族自信和文化自信。

(二)教学方法

1. PBL教学法　课前布置作业,预习"中医外科疾病治法"章节内容,整理古籍中记载的"围师必阙"具体应用案例,要求学生提出需要解决的问题。

2. 情境教学法　课前让同学查阅史料和相关影视作品了解案例中吴兵破楚的故事,课堂教学过程中将班级同学分成两拨,分别扮演所举案例中的吴军和楚军,由同学们投票选出人选扮演孙武、夫概。根据案例故事情节还原战争场面,帮助学生回顾并欣赏围城必阙的经典案例,使同学们在这一过程中获得极强的课堂参与感,也有利于加深对箍围药的学习印象。

3. 讨论法　引导学生在深入思考的基础上进行讨论:"围师必阙"和箍围药立法宗旨之间有何共通之处?

（三）教学活动设计

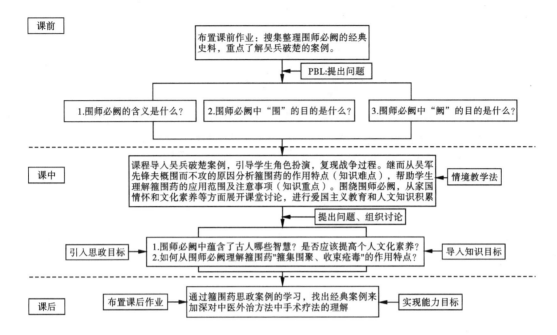

课前 — 布置课前作业：搜集整理围师必阙的经典史料，重点了解吴兵破楚的案例。

PBL：提出问题

1.围师必阙的含义是什么？　　2.围师必阙中"围"的目的是什么？　　3.围师必阙中"阙"的目的是什么？

课中 — 课程导入吴兵破楚案例，引导学生角色扮演，复现战争过程。继而从吴军先锋夫概围而不攻的原因分析箍围药的作用特点（知识难点），帮助学生理解箍围药的应用范围及注意事项（知识重点）。围绕围师必阙，从家国情怀和文化素养等方面展开课堂讨论，进行爱国主义教育和人文知识积累 — 情境教学法

提出问题、组织讨论

引入思政目标 — 1.围师必阙中蕴含了古人哪些智慧？是否应该提高个人文化素养？
2.如何从围师必阙理解箍围药"箍集围聚、收束疮毒"的作用特点？ — 导入知识目标

课后 — 布置课后作业 → 通过箍围药思政案例的学习，找出经典案例来加深对中医外治方法中手术疗法的理解 ← 实现能力目标

三、教学效果

（一）教学目标达成度

1.本案例依托围师必阙的经典历史故事——吴兵破楚，充分营造激情、互动且有参与感的课堂氛围，实现了思政案例"形象育人"的效果。当学生亲自参与到角色扮演之中，仿佛身临其境到战争之中，感受到围师必阙的智慧所在，学生的爱国情感油然而生，文化自信热情洋溢。

2.注重思政目标与知识目标的有机结合、自然结合，不生硬不刻意，使学生充分掌握并理解箍围药适应证及用法禁忌的知识重点，让学生在获取知识过程中有了强烈的参与感与互动感，提高了课堂学习的趣味性，降低了学生对知识要点的理解难度。

3.依托PBL教学法，以问题为导向，鼓励学生从思政案例中讨论，充分理解箍围药留有皮肤缺口的重要性与必要性，从知识与能力、情感与态度、价值与立场构建多维度课堂教学，同步实现价值塑造、能力培养、知识传授三位一体的教学目标，教学方法先进，课堂互动感强，学生参与度高。

（二）案例反思

箍围药古称敷贴，是药粉和液体调制成的糊剂，具有箍集围聚、收束疮毒的作用，用于肿疡初期，促其消散；若毒已结聚，也能促使疮形缩小，趋于局限，早日成脓和破溃；即使肿疡破溃，余肿未消，也可用它来消肿，截其余毒。学生对箍围药的概念及应用，理解起来较为困难，其概念的强化是教学过程中的重点。通过围师必阙——吴兵破楚的思政案例，帮助学生掌握了掌握箍围药"箍集围聚、收束疮毒"的作用特点。同时，通过学生课

前查阅史料,课堂中角色扮演复现围师必阙的经典战争应用,在提升学生课堂参与感的同时,激发学生强烈的爱国主义情感,增强学生的民族自信和文化自信。

(三)学生反馈

学生课前查阅围师必阙的相关经典史料,课堂中积极参与到案例的角色扮演之中,情境代入,并预习中医外科疾患治法相关教学内容知识点,可以促进其与老师互动的积极性,提高课堂参与感,激发学习兴趣,加深对中医外科疾病辨病治法知识点的理解。通过课间表演、课后讨论,学生表达对围师必阙的个人理解,强化学生爱国主义情感,提高学生民族自信和文化自信。通过这一案例的学习过程,激发学生学习经典古籍的热情,提高学生的个人素养。

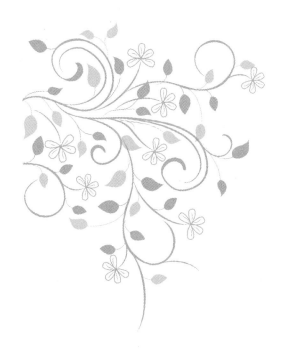

下篇 各论

第五章 疮 疡

中医外科学历史悠久,广义疮疡泛指一切体表浅显的外科疾病。狭义疮疡是指各种致病因素侵袭人体后引起的体表感染性疾病。本书论述的是狭义疮疡,是中医外科最常见的疾病,相当于西医学的"体表外科感染"。疮疡范围很广,小如蚊迹蚕斑,大者遍体可成,轻者无需特殊治疗可自愈,重者可能发生脓毒症休克危及生命。疮疡是传统医学中最早诊治、最常见的一类外科疾病。近年来,随着社会疾病谱的变化,"疾病化"的慢性难愈性创面成为疮疡的主要类型,由于其发病率不断攀升,且治疗难度大、周期长、花费高等严重影响人民的身心健康和幸福生活。基于此,党和政府恪守"一切为了人民健康"的初心,高度重视中医药在疮疡诊治中的重要作用,推动和引领中医疮疡学科建设。在政策扶持、资金投入、人才培养等方面给予大力支持,促进了中医疮疡学科的快速发展。同时,中医疮疡学科也积极适应现代医学模式的变化,加强科研创新和临床实践,不断提升诊疗水平和服务能力。

一、教学目标

1. 知识目标　掌握疮疡的病因病机、诊断和中医辨证内外治法。
2. 能力目标　熟悉疮疡的外治手术操作方法。
3. 思政目标　融入政治认同、家国情怀、科学精神、人文素养、职业道德等思政内容。

二、相关知识板块的思政元素分析

(一)医德医风

在临床实践中讳疾忌医的情况并不少见。作为身处一线的临床医生,我们肩负着救死扶伤的神圣使命和职责,面对患者及其家属的固执己见,绝不能轻言放弃,在坚守法律底线的前提下应当毫不懈怠地开展对患者的救治工作,尽最大努力去挽回生命,守护健康。在这个过程中,高尚的医德和良好的医患沟通能力显得尤为重要,这不仅是医务人员职业操守的体现,更是赢得患者信任、提升医疗质量的关键所在。

(二)爱岗守业

"徐宝宝事件"引起了广泛的关注和反思,也引发了医疗行业对于医德医风的大讨论。医生作为专业医疗人员,应该具备高度的责任心、高超的医疗技术和高尚的道德品质,才能确保患者的生命安全和健康。正如我们曾宣誓过的医学生誓词"健康所系、性命相托",我们应肩负使命担当,始终坚守职业道德,诚实守信,严格遵守医德规范,不断提高医疗水平和服务质量,为保障人民健康做出更大的贡献。

（三）爱国主义

"徐宝宝事件"震惊了整个社会,党和政府高度关注,为了还原事情真相,给患儿家属和广大群众一个公平的结果,由当时南京市卫生局专家、媒体记者、计算机专家、普通网民等组成了第三方调查组。最终调查结果:患儿家属的投诉情况基本属实,涉事医生隐瞒事实真相,市儿童医院调查手段简单、调查结果与事实不符。涉事医生被吊销执照并开除,涉事院长书记等十余相关人员均分别受到处分。这些都体现了党和国家始终坚持人民至上,把人民生命安全和身体健康放在首要位置。

（四）理想信念

白求恩是伟大的共产主义战士,为中国的抗日战争事业做出了不可磨灭的贡献,为救治伤员致手部外伤感染牺牲在中国这片他热爱的土地上。白求恩医生不畏牺牲,深入抗战一线,为抗日军民服务。他以高超的医术和高尚的品德赢得了中国乃至世界人民的赞誉。我们应该学习白求恩精神,拥护共产主义,坚定信仰,无私奉献,为推进祖国建设和人民的健康事业做出自己的贡献。

（五）人文知识

史料记载中国历史上诸多名仕因背疽而亡,这些知识鲜为人知。通过思政案例,在学习有头疽相关专业知识的过程中,也丰富了对中国历史文化的了解。同时归纳分析史料记载的这些名仕死亡年龄、发病过程和诊治经过等信息,同样可以从教材中找到相对应的知识内容,起到了人文知识和专业知识的互解互补,不但提高了学生对历史文化的兴趣,也坚定了他们的中医信仰。

（六）民族复兴

长津湖战役作战双方是中美两国的王牌部队,曾因人员伤亡数量,一段时间内双方都不愿意提及。案例以"长津湖战役"为切入点,以历史事件为轴线,通过正义和侵略之间的正邪较量融入走黄与内陷鉴别诊断的知识内容。铭记先烈,勿忘历史,通过案例引导培养了学生的爱国情怀,增强了民族自豪感,端正学生自强自立、求真求实的治学态度,激励他们珍惜和平时代奋发图强,成为担负起民族复兴大任的时代新人。

（七）专业素养

本案例以探究乾隆皇帝第五子爱新觉罗·永琪的死因为轴线开展,讲授了流注、附骨疽和流痰三种中医外科疾病的专业知识内容。通过探究式的分析和挖掘,解开历史资料中的层层疑问,最终分析出导致皇子死亡的中医外科疾病。临床医生的日常工作犹如侦察破案,在错综复杂的病情资料中寻找线索,这不仅需要具备扎实的医学知识和敏锐的观察力,还要具备批判性思维和独立思考能力。在面对各种信息时,医生要像侦探一样,细致入微地观察,严密谨慎地思考,从病患的症状、体征、病史变化等方面寻找答案,才能准确诊断和正确治疗。

（八）传统文化

以中医外科中的瘰疬命名溯源为思政案例，通过对中医经典文献的阅读和整理，培养团队协作能力，引导学生探究中医外科疾病命名之渊源，参悟中医文化深厚底蕴和古代医家智慧瑰宝。中医文化历经数千年的积淀，蕴含着丰富的哲学思想和人文精神，是中国传统文化的重要组成部分。在学习过程中，学生不仅掌握了专业知识，更深入了解了中医文化的博大精深，增强了对于中医文化的认同感和自豪感。

案例一　疮疡概述教学案例

一、案例

（一）案例介绍

扁鹊见蔡桓公，立有间。扁鹊曰："君有疾在腠理，不治将恐深。"桓侯曰："寡人无疾。"扁鹊出，桓侯曰："医之好治不病以为功。"居十日，扁鹊复见，曰："君之病在肌肤，不治将益深。"桓侯不应。扁鹊出，桓侯又不悦。居十日，扁鹊复见，曰："君之病在肠胃，不治将益深。"桓侯又不应。扁鹊出，桓侯又不悦。居十日，扁鹊望桓侯而还走。桓侯故使人问之，扁鹊曰："疾在腠理，汤熨之所及也；在肌肤，针石之所及也；在肠胃，火齐之所及也；在骨髓，司命之所属，无奈何也。今在骨髓，臣是以无请矣。"居五日，桓侯体痛，使人索扁鹊，已逃秦矣。桓侯遂死。（《扁鹊见蔡桓公》）

（二）案例所反映的知识内容

《扁鹊见蔡桓公》选自《韩非子·喻老》。文章以蔡桓公（桓侯）的病情的发展为线索，通过扁鹊的"四见"（望诊），记叙蔡桓公因讳疾忌医最终死亡的故事。文中蔡桓公所患疾病并未被明确记载，但根据其描述症状与中医外科学的化脓性疾病非常相似，即疮疡。疮疡是各种致病因素侵袭人体后，影响气血运行，引起局部气血凝滞，营卫不和，经络阻塞，产生肿痛症状。疮疡发生以后，正邪交争的结果决定着疮疡的发展和转归。疮疡初期，局部大多表现为红、肿、热、痛，所以扁鹊第一次见蔡桓公时"君有疾在腠理，不治将恐深"。此时若正能胜邪，则邪热不能鸱张，逐渐肿势局限，疮疡消散。临床上较轻或范围较小的浅部（腠理）疮疡，有时可仅用外治收功，正如扁鹊所言"汤熨之所及也"。扁鹊第二次见蔡桓公"君之病在肌肤，不治将益深"。疮疡中期若正不胜邪，热毒壅滞不散，热胜肉腐成脓，导致脓肿形成，即为疮疡成脓期。此时如治疗得当，切开引流，毒随脓泄，腐脱新生，疮口愈合，正如扁鹊言："在肌肤，针石之所及也"。扁鹊第三次见蔡桓公"君之病在肠胃，不治将益深"。在疮疡的发展过程中，若因失治误治导致邪毒炽盛，或人体气血虚弱，不能托毒外达，可使邪毒走散，内攻脏腑（肠胃），形成走黄或内陷，危及生命。所以第四次"扁鹊望桓侯而还走"，曰："在骨髓，司命之所属，无奈何也"。桓侯遂死。

二、教学设计与实施过程

（一）思政理念分析

1. 责任担当　《扁鹊见蔡桓公》这篇经典的历史故事，生动地讲述了扁鹊这位古代名医多次提醒蔡桓公其病情的严重性,然而蔡桓公固执己见,未能听从扁鹊的劝告,最终导致病情急剧恶化,直至无法挽回的地步。扁鹊作为一位医者,始终秉持着对患者病情的高度责任心,不厌其烦地劝说并试图救治蔡桓公。这种对职业的忠诚和对患者健康的深切关怀,为我们提供了宝贵的启示。对于医学生而言,作为未来医疗领域的栋梁之才,更应当深刻认识到自己肩负的责任,时刻保持对患者的健康高度负责的态度。无论面对的患者身份如何、地位高低,或是态度如何,医学生都应坚守自己的职业操守,具备坚定的责任心和勇于担当的精神,绝不能因外界因素而忽视或懈怠自己的医疗职责。这样的责任担当,不仅是医者仁心的体现,更是保障患者生命安全和身体健康的重要基石。

2.专业素养　深入分析扁鹊如何通过细致入微的望诊手段,精准地发现蔡桓公的隐匿病情,并据此提出科学合理的诊疗方案。扁鹊不仅具备高超精湛的医术,更展现出卓越的专业素养,他能够凭借敏锐的观察力和深厚的医学功底,准确无误地判断病情的轻重缓急,进而制定出切实有效的治疗方案。这一经典案例深刻启示我们每一位医学生,必须持之以恒地学习专业知识,不断提升自身的医术水平,唯有如此,才能在未来的医疗实践中,更加精准地诊断病情,为患者提供更加优质、高效的医疗服务,真正践行医者的职责与使命。

3.医德医风　深入探讨古代名医扁鹊在面对蔡桓公时的态度和行为是否符合当今社会对医务人员的素质要求。临床实践中类似蔡桓公这样因讳疾忌医而拒绝接受治疗的案例并不罕见。作为一位负有救死扶伤责任的医者,扁鹊在面对蔡桓公的固执和拒绝时,选择了明哲保身,未能坚持对其进行积极有效的救治措施,最终遗憾地导致了蔡桓公病情恶化直至死亡。这个故事引出对医德医风的深刻反思,即在临床工作中面对患者的不合作态度时,医者应如何通过良好的医患沟通方式来说服患者接受治疗,以确保患者的生命健康得到最大限度的保障。医患沟通是医疗实践中非常重要的环节,医务人员要学会与患者有效沟通,建立良好的医患关系,才能构建和谐医患环境,提高临床治疗效果。

(二)教学方法

1.多媒体讲授法　教师借助多媒体手段,生动地讲述扁鹊见蔡桓公的经典故事,以此为切入点,系统性地引出中医外科中疮疡类疾病的发展过程及其转归机制。通过这种形象化的教学方式,不仅能够激发学生的学习兴趣,还能有效加深他们对疮疡类疾病相关知识的理解和掌握,从而提升教学效果。

2.案例分析法　通过分析具体的临床案例,详细探讨古代名医扁鹊如何凭借其精湛且细致入微的望诊技巧,精准地发现蔡桓公体内潜藏的疾病。在此基础上进一步展开深入讨论,分析中医"四诊"方法在当今医疗技术高度发达的背景下,是否有可能被现代先进的辅助检测设备所完全取代。

3.讨论法　通过小组讨论的形式再现扁鹊与蔡桓公相见时的场景,分析在当时的背景下可能促使蔡桓公接受扁鹊治疗建议的有效沟通方式。通过这一过程,旨在提升学生在未来医疗实践中与患者进行有效沟通的能力。这种讨论方式还能进一步加深学生对中医外科学专业知识的理解和掌握,帮助他们在理论学习与实际应用之间建立更为紧密的联系。

（三）教学活动设计

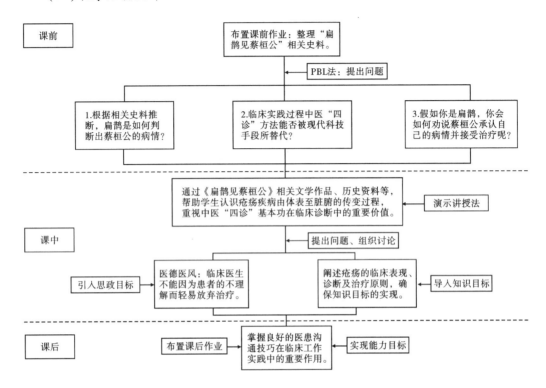

三、教学效果

（一）教学目标达成度

通过本次疮疡概述思政教学案例的实施，课程教学目标得到了有效达成。学生们不仅深入理解了疮疡疾病的发展过程和转归机制，还从中汲取了宝贵的医德医风教育理念。在责任担当方面，学生们深刻认识到医者所肩负的重大责任，体会到了对患者健康高度负责的重要性，这将激励他们在未来的医疗实践中，始终坚守职业操守，勇于担当，不辜负患者的信任与期望。在专业素养提升方面，通过对扁鹊望诊技巧的深入剖析，学生们更加明白了持续学习专业知识、提升医术水平的重要性，这将为他们未来的医疗实践奠定坚实的基础。在医德医风建设方面，本次教学也引发了学生们对医患沟通方式的深刻思考，他们开始意识到良好医患关系对于提高临床治疗效果的重要性，这将有助于他们在未来的医疗工作中，更加注重与患者的沟通与互动，构建和谐医患环境。综上所述，本次疮疡概述思政教学案例取得了显著的教学效果，为培养具备高度责任心、精湛医术和良好医德医风的优秀医学人才奠定了坚实基础。

（二）案例反思

授课过程中多种课堂教学方法灵活运用，学生们学习积极性被充分调动起来。他们不仅在课堂上积极参与讨论，还在课前后主动查阅资料，加强了对疮疡疾病理论知识和相关思想教育理念的理解。特别是在小组讨论环节，学生们通过角色扮演，亲身体会扁鹊与蔡桓公沟通时的场景,这种沉浸式的学习方式让他们更加深刻地感受到了医者责任担当的重要性和医患沟通在医疗实践中的关键作用。此外,本次教学还注重理论与实践的结合。通过具体临床案例的分析,学生们深入理解中医"四诊"基本功在临床实践中的重要作用,这对于他们未来从事医疗工作具有重要的指导意义。通过对扁鹊望诊技巧的深入剖析,学生们也更加明白了持续学习、不断提升自身医术水平的重要性。在教学活动设计方面,本次教学案例充分考虑了学生的主体地位,通过多样化的教学活动激发了学生的学习兴趣和主动性。这些活动不仅加深了学生对专业知识的理解,还培养了他们的团队协作能力和批判性思维能力,为他们未来的全面发展奠定了坚实基础。

（三）学生反馈

学生们普遍认为,通过本次疮疡概述思政教学案例的学习,对疮疡疾病的发展过程和转归机制有了更加深入的理解,同时也深刻体会到了医者所肩负的重大责任。许多学生表示,扁鹊的精湛医术给他们留下了深刻印象,这将成为他们未来医疗实践中不断追求进步的动力。在教学方法方面学生们给予了高度评价,认为这些教学方法生动有趣,能够有效激发他们的学习兴趣和主动性。特别是在小组讨论环节,通过角色扮演和互动交流,不仅加深了对专业知识的理解,还学会了如何与患者进行有效沟通,这对于他们未来从事医疗工作具有重要的实用价值。此外,学生们还纷纷表示,本次教学案例让他们更加体会到持续学习、不断提升自身医术水平的重要性,将在未来的学习和实践中更加注重这些方面的提升和发展。

案例二　颜面部疔疮教学案例

一、案例

（一）案例介绍

2009 年 11 月 3 日,某省会城市 5 个月大的婴儿徐宝宝因高热、眼眶部肿胀等症状至当地综合性三级甲等儿童医院就诊。急诊医生初步诊断为右眼眼眶蜂窝织炎,入院治疗。婴儿住院当晚病情恶化,到了次日凌晨一点多,距入院已经将近 14 个小时了,徐宝宝病情越来越严重,除了眼睛外,半边脸也肿了起来,家属几次向值班医生反映病情。由于当值医生玩忽职守,没有及时采取有效救治措施,患儿病情急剧恶化次日凌晨不治身亡。由专家、网民、记者等组成的联合调查组的最终调查结果:患儿家属的投诉情况基本属实。值班医生隐瞒事实真相,市儿童医院调查手段简单、调查结果与事实不符。上网玩游戏的当事医生被吊销医生执业证书并开除,该医院诊治措施有失职行为,院长、书记分别受处分。事件的结果最终真相大白,涉事医务人员受到了应有的惩罚,但悲剧已然发生,生命难以重来,令人痛惜。

（二）案例所反映的知识内容

疔是一种发病迅速,易于变化而危险性较大的急性化脓性疾病,多发于颜面和手足等处,相当于西医学的颜面部疔、痈或蜂窝织炎。颜面部疔疮易发生走黄危及生命。《外科正宗·疔疮论》曰:"夫疔疮者,乃外科迅速之病也。有朝发夕死,随发随死,有三日五日而不死,一月半月而终死。"故民间有"走马看疔疮"之说,这些都体现了疔疮一旦发生需要及时救治,不可延误。

虽然教科书强调了疔疮转变的危险性,但大多数学生会认为古代文献记载的时代医学技术比较落后,才是导致危及生命的根本原因。本案发生在21世纪,涉事医生是省会城市三甲医院的副主任医师,在医疗环境和医疗技术上都是行业内的佼佼者。因此,徐宝宝病情迅速发生变化(走黄)以后,当值医生没有及时采取有效的救治措施,患儿最终因重度感染、海绵窦血栓形成导致死亡。涉事医生被吊销医师执业证书并行政开除。

二、教学设计与实施过程

(一)思政理念分析

1. 责任担当　医生是一个高度责任感的职业,一名合格的医务工作者必须具备高尚的职业道德和精湛的医疗技术。通过分析"徐宝宝事件",我们可以看到强化医生的职业道德教育的重要性,它是医者仁心的基石。同时,医生作为社会的一分子,必须承担起自己的责任,尽职尽责地救治患者。本案值班医生玩忽职守,没有及时采取有效的救治措施,最终导致徐宝宝的死亡,这反映出了医生必须时刻保持救死扶伤的敬业之心和专业精神,"不忘初心、牢记使命"全心全意为患者服务,在医学教育中,要注重培养医学生的责任担当精神,让他们明确自己的职责和使命,勇于承担责任,不推诿扯皮,"以患者为中心"时刻从患者的利益出发考虑问题。

2. 文化素养　中医文化源远流长,博大精深。中医古籍中关于疔疮的描述并非危言耸听,而是古人基于长期临床实践的总结。古代先贤通过观察疾病变化规律,总结出疔疮并发走黄这一危象,并提出了相应的救治措施。现代医学虽然发展迅速,但中医学的哲学智慧仍具有指导意义。医圣孙思邈云:"医无德者,不堪为医"。大医精诚,"精"与"诚"不分主次,相辅相成。凡大医者,无不严谨诚爱乐于奉献,凡精诚者,无不严谨治学恪守医德。

3. 批判性思维　学生通过分析"徐宝宝事件",理解到疔疮走黄虽然危险,但并非无法避免,关键在于医生是否能及时发现病情变化并采取相应的急救措施。同时,学生应具备批判性思维,不盲目崇拜现代医学技术,必须认识到任何医学技术都有其局限性,很多时候疾病的转归并不完全以医生的意志和努力为转移。但是,一名合格的医生必须在"那时、那地、那人"的环境下,穷尽自己的所有办法去挽救生命,即使结局不能完美,也必须做到无愧于心。

4. 家国情怀　"徐宝宝事件"引起了社会各界的广泛关注和讨论,引起了政府和相关部门的高度重视。政府和相关部门采取了积极的措施,加强了对医疗机构和医务人员的监督和管理,保障了人民群众的健康权益。涉事医务人员受到了应有的惩罚,为他的失职行为付出了代价。此次事件也给全国的医疗卫生行业敲响警钟,警示医务人员必须严格遵守职业道德规范和医疗操作规程,加强医德医风建设,推动医疗行业健康发展。

（二）教学方法

1. PBL 教学法　课前布置作业，预习"颜面部疔疮"章节内容，整理"徐宝宝事件"相关新闻事件报道，提出医德医风相关问题。

2. 多媒体教学法　在讲授颜面部疔疮发生走黄的病因病机、临床表现及治疗原则时，播放相关图片资料，让学生更直观地了解疔疮病情演变的过程。结合"徐宝宝事件"的具体案例，让学生分析其中涉及的医学、伦理、法律等方面的问题，引导学生深入思考，培养学生的批判性思维和综合分析能力。

3. 角色扮演法　模拟"徐宝宝事件"中涉事医生与患者家属的沟通交流，让学生身临其境地体会患者及家属的心情与诉求，培养学生的沟通能力和同理心。让学生自主探究"徐宝宝事件"中医生的失职行为，同时引导学生思考医学伦理、医德医风等方面的问题，进一步巩固和拓展学生的综合素质。

（三）教学活动设计

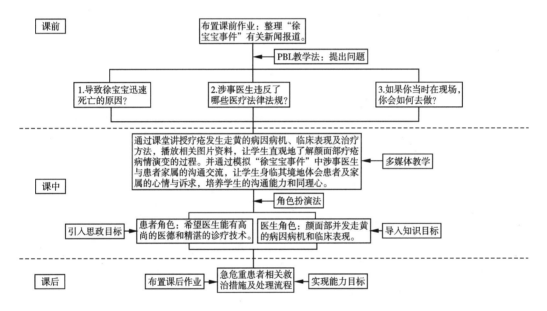

三、教学效果

（一）教学目标达成度

通过本案例的教学活动，教学目标达成度较高。学生能够全面了解颜面部疔疮的病因病机、诊断及治疗，以及发生走黄后的临床表现和处理方法，掌握其中涉及的中医药知识和理论。同时学生还能够深入了解医疗纠纷的处理方式和培养高尚医德医风的重要性，通过案例学习培养批判性思维和综合分析问题的能力。

（二）案例反思

本案例的教学效果良好，但也存在一些需要改进的地方。例如在角色扮演环节中，由于课堂时间限制，部分学生未能充分展示出自己的表达能力；在讨论环节中，部分学生的参与度还不够高。此外,课堂授课还可以进一步拓展本案例的教学内容和方法。例如,可以丰富一些现代医学对颜面部疗疮的治疗方法和手段;在教学方法上可以引入更多的互动环节和学生自主探究的内容,以更好地激发学生的学习兴趣和主动性。

（三）学生反馈

本案例中学生参与度较高,大多数学生都能够积极参与到教学活动中来。学生在课堂讨论和角色扮演中表现出了较高的热情和积极性,对教学内容和教学方法也给予了积极的反馈。同时,学生在课后也表示出对中医药文化和伦理道德有了更加深入的认识和理解。通过本案例的分析和学习,学生们能够更好地理解医学专业的责任和使命,提高自己的文化素养和批判性思维能力,同时树立正确的生命观和价值观,增强家国情怀和社会责任感。这些素质和能力对于他们未来的职业生涯和人生道路都具有重要的意义。

案例三　手足部疗疮/红丝疗教学案例

一、案例

（一）案例介绍

白求恩,加拿大共产党员,国际主义战士,著名胸外科医师。1935年加入加拿大共产党。1937年,白求恩带领一个由加拿大人和美国人组成的医疗队来到中国解放区参与抗日革命。1938年11月至1939年2月,白求恩率医疗队到山西雁北和冀中前线进行战地救治,4个月里行程750千米,做手术300余次,建立手术室和包扎所13处,救治大批伤员。1939年10月29日,白求恩在抗日前线涞源摩天岭抢救伤员时,左手中指被手术刀割破感染转为败血症,医治无效最终于1939年11月12日不幸逝世。他在中国工作的一年半时间里为中国抗日革命呕心沥血,白求恩去世后毛泽东为了悼念他,专门写了一篇文章《学习白求恩》,称其"是一个高尚的人,一个纯粹的人,一个有道德的人,一个脱离了低级趣味的人,一个有益于人民的人"。

（二）案例所反映的知识内容

1. 知识内容　手足部疗疮是发生在手足部的急性化脓性疾病。本病外伤染毒是主要致病因素,其特点是手部发病多于足部,发病较急,易损筋伤骨影响手足功能。本病若治疗失时或不当,可致毒流经脉,向上走窜而继发红丝疗,若火毒走窜,内攻脏腑,也可成走黄之证。学生在学习的过程中,常常关注于手足部疗疮发生损骨导致功能障碍,忽略了其发生走黄危及生命的风险。通过本案例的学习,帮助学生把疗疮相关疾病(手足部疗疮和红丝疗)的知识点横向关联,有助于章节前后知识内容的理解和灵活运用。

本案例反映了白求恩同志在抗日战争期间积极参与医疗救治,并为中国的抗日革命做出了重要贡献。他在一次抢救伤员时被手术刀割破感染(外伤染毒)转为败血症(走黄),医治无效牺牲在中国这片土地上。通过白求恩生前的故事,我们可以了解到他精湛的医疗技术和无私奉献高尚品质,这值得我们学习和传承。同时,本案例还涉及中医外科学中手足部疔疮的传变规律。手足部疔疮是一种常见的中医外科疾病,其传变规律与白求恩牺牲所患的败血症有一定的关联。通过对手足部疔疮传变规律的了解,我们可以更好地预防和治疗此类疾病,提高医疗水平和服务质量。

2. 工匠精神　白求恩医生做手术不但干净利落,而且速度极快,在当时争分夺秒、不断有伤员集中出现的战场上,快就意味着能挽救更多生命。白求恩曾提出战地外科手术三原则 CEF,也就是 close(靠近,离前线越近越好)、early(早,手术越早越好)和 fast(快,手术速度越快越好),这三点至今被奉为战场急救准则。他曾不顾周围同志劝阻,连续三天三夜工作,创下坚持工作69小时为115个伤员做手术的纪录。除外科手术,白求恩在输血领域也是成绩斐然。他创制了流动输血车和野战伤员急救系统,这被认为是今天各国现代军队普遍采用的野战外科医疗方舱(MASH)的雏形。白求恩带领医疗队在战地救治伤员的同时,也注重与当地群众的交流和宣传,提高群众的卫生意识和防疫能力。这些做法不仅体现了医学专业的高度责任感和使命感,也展示了白求恩在救治伤员方面的全面素质和能力。

3. 制度认同　白求恩在中国的抗日战争中,始终坚守着国际主义的原则和信念。他不顾个人安危和牺牲,为中国的抗日革命事业奋斗终身。他的事迹和精神,不仅激励着当时的中国军民为民族独立和人民幸福而奋斗,也影响了全世界爱好和平的人们。通过学习白求恩的事迹和精神,可以帮助学生坚定共产主义信仰,增强爱国主义情感和社会责任感。白求恩作为一名医生,他不仅具备专业的医学知识和技能,还拥有坚定的信念、高尚的医德和奉献精神。他在战地救治中,不畏艰难险阻,全力以赴地救治伤员,展现了医生应有的职业素养和使命感。通过学习本案例,学生们可以更加深刻地认识到医学专业的责任和使命,不断提高自己的医学知识和技能,同时注重培养自己高尚的医德医风,为人民群众的健康事业贡献自己的力量。

二、教学设计与实施过程

(一)思政理念分析

本案例课程思政设计围绕白求恩事迹,手足部疔疮并发走黄的知识内容,以及探讨工匠精神和制度认同等方面展开。通过案例分析、课堂讨论和总结评价等方式,引导学生深入思考和学习,提升学生的医学素养和道德品质。在教学环节中,先介绍白求恩医生的事迹,包括他在抗日战争期间的医疗救治工作的成绩和无私奉献精神。通过介绍白求恩的事迹,引导学生认识到医生作为社会重要职业的责任和使命,同时激发他们的爱国主义情感和社会责任感。

通过介绍白求恩牺牲的原因,引入手足部疔疮的相关知识,让学生了解该疾病的发病机理、治疗方法和传变规律。通过学习手足部疔疮并发走黄的风险,帮助学生认识到该疾病治疗的紧迫性和重要性,同时培养他们的临床思维能力和观察能力。白求恩事迹展现了大无畏的国际主义精神内涵,在抗日战争的艰苦岁月中,白求恩医生为中国的抗日革命事业奉献了自己的生命。通过学习白求恩的事迹和精神,可以帮助学生坚定共产主义信仰,深刻领会医务工作者业精于勤的工匠精神,通过学习白求恩在救治伤员方面的全面素质和能力(包括手术技巧、输血领域和卫生宣传等),学生懂得合格的医务工作者首先要技术过硬,不但治病还要防病,培养医学生敬业奉献、精益求精的品质和为人民群众健康事业奋斗终身的决心。

（二）教学方法

1. PBL 教学法　课前布置作业,引入白求恩抢救伤员时被手术刀割破感染转为败血症最终不幸逝世等案例,让学生进行预习和讨论,加深对医学专业的责任和使命的认识。

2. 多媒体讲授　围绕白求恩事迹,手足部疗疮并发走黄的知识内容进行课堂讲授,从工匠精神和制度认同等方面展开课堂讨论,促进知识共享和互相学习。

3. 课后评价　课后布置作业,让学生根据课堂所学内容进行思考和反思,鼓励他们在未来的学习和工作中注重医学知识和技能的提高,为人民群众的健康事业贡献自己的力量。

（三）教学活动设计

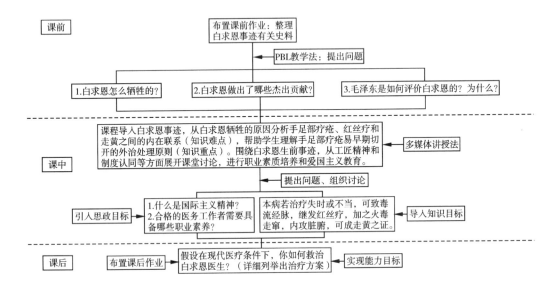

三、教学效果

（一）教学目标达成度

本案例的教学目标是通过学习白求恩的事迹和精神,了解手足部疗疮并发走黄的传变规律和治疗方法,培养学生的医学素养和道德品质。通过教学设计和实施过程的优化,教学目标得到了有效实现。学生们不仅掌握了手足部疗疮的相关知识,还深入了解了白求恩的事迹和精神,增强了爱国主义情感和社会责任感。同时,学生们也认识到医学专业的责任和使命,培养了敬业奉献、精益求精的品质和为人民群众健康事业奋斗终身的决心。在教学过程中,学生们表现出极高的学习热情和积极性。通过课前预习和讨论,学生们对白求恩的事迹有了初步了解,为课堂学习打下了基础。在课堂讲授中,多媒体教学和案例分析的结合使知识内容更加生动有趣,学生们能够更好地理解和掌握。课后评价环节也促进了学生们的反思和学习,提高了他们的学习效果。

（二）案例反思

本案例的优势在于将医学人文与医学知识相结合,通过案例分析、课堂讨论和课后评价等方式,引导学生深入思考和学习。案例实施从白求恩事迹逐步引入,帮助学生理解本章节知识内容的重点和难点,学生们能够更好地理解手足部疔疮、红丝疔和走黄的相关知识点,掌握该病的发病机理、治疗方法和传变规律,通过思政案例设计和实施过程的优化,知识目标得到了有效实现。本案例可以作为医学人文教育的优秀案例之一,它强调了医生这个职业的特殊社会属性,引导学生树立正确的价值观和职业观。白求恩的英雄事迹和敬业精神,感染学生不断提高自己的专业知识和临床技能,提升职业荣誉感和爱国主义情怀,激发他们的学习原动力。此外,本案例还展示了医学知识与实际应用的结合,使学生们能够更好地理解并掌握相关知识技能,提高他们的临床思维能力和观察能力。

（三）学生反馈

学生们对白求恩的事迹表现出了极高的学习热情和积极性。通过课前预习和讨论,他们对白求恩的事迹有了初步了解,为课堂学习打下了基础。在课堂讲授中,多媒体教学和案例分析的结合使知识内容更加生动有趣,学生们能够更好地理解和掌握。课后评价环节也促进了学生们的反思和学习,提高了他们的学习效果。学生表示白求恩的牺牲体现了手足部疔疮继发红丝疔,最终演变为走黄而危及生命的过程。虽然白求恩去世多年,但是他那种跨越国界、追求和平、不怕牺牲、甘于奉献的精神继续激励着当下年轻人,更加坚定了自己的信仰和决心,为将来成为一名合格的医务工作者奠定了坚实的精神基石。

案例四 有头疽教学案例

一、案例

（一）案例介绍

徐达,元末明初名仕,明朝开国元勋,位列开国"六王"之首。元朝末年,徐达参加了朱元璋领导的起义军,为淮西二十四将之一。徐达为人谨慎,善于治军,身经百战,戎马一生,为明朝的建立与巩固立下不朽的功勋。朱元璋倚之为"万里长城",后世亦公认他为明朝开国第一功臣。洪武十八年,徐达在南京病逝,享年五十四岁。关于他的死,《明史·徐达传》记载:"十七年,太阴犯上将,帝心恶之。达在北平病背疽,稍愈,帝遣达长子辉祖赍敕往劳,寻召还。明年二月,病笃,遂卒,年五十四"。

范增,中国秦末政治家、将领,项羽的重要谋士。范增辅佐项羽称霸诸侯,被项羽尊为"亚父"。《史记》记载"历阳侯范增曰:'汉易与耳,今释弗取,后必悔之。'项王乃与范增急围荥阳。汉王患之,乃用陈平计闲项王。项王使者来,为太牢具,举欲进之。见使者,详惊愕曰:'吾以为亚父使者,乃反项王使者。'更持去,以恶食食项王使者。使者归报项王,项王乃疑范增与汉有私,稍夺之权。范增大怒,曰:'天下事大定矣,君王自为之。愿赐骸骨归卒伍。'项王许之。行未至彭城,疽发背而死"。

孟浩然,字浩然,号孟山人,唐代著名的山水田园派诗人,世称"孟襄阳",他与王维是好友,并称于世,人称"王孟"。其作品有《春晓》《过故人庄》《宿建德江》《早寒江上有怀》等脍炙人口的诗词被世人所敬仰。关于他的死因,《唐才子传·卷二》记载"浪情宴谑,食鲜疾动而终"。唐玄宗开元二十八年,王昌龄南游襄阳访孟浩然。此时孟浩然患有背疽,在当时这是十分凶险的疾病,孟浩然经良医诊治,病将痊愈,但须忌口,尤其不能吃鱼。老友相聚,孟浩然当然设宴款待,相谈甚欢之际,宴席上有一道襄阳河鲜绝品查头鳊,鱼味肥美异常。孟浩然将医嘱抛在了脑后,终因背疽复发,王昌龄还未离开襄阳,便撒手人寰,终年五十二岁。

(二)案例所反映的知识内容

有头疽是发生于肌肤间的急性化脓性疾病。其临床特点是初起皮肤上即有粟粒样脓头,焮热红肿胀痛,迅速向深部及周围扩散,脓头相继增多,范围较大,溃烂后状如莲蓬、蜂窝。好发于项后、背部等皮肤厚韧之处,多见于中老年人及消渴病患者,并容易发生内陷。有头疽在古代文献根据发病部位不同有多种病名。如生在头顶部的称百会疽;生于鬓角者,称鬓疽;生于项部者,名脑疽;生于脊背部正中者,称为背疽;生于少腹部者,名少腹疽;生于四肢部者,名太阴疽、石榴疽、臀疽、腿疽等。

《诸病源候论》中记载:"疽发背者,多发于诸脏俞也。五脏不调则发疽,五脏俞皆在背,其血气经络周于身。腑脏不调,腠理虚者,经脉为寒所客,寒折于血,血壅不通,故用结成疽,其发脏俞也。热气施于血,则肉血败腐为脓也。疽初结之状,皮强如牛领之皮是也。疽重于痈,发者多死"。有头疽素体虚弱时更易发生,如老年人合并消渴常易并发本病。若阴虚之体,水亏火炽,则热毒蕴结更甚;若气血虚弱之体,正虚毒滞难化,不能透毒外出。此二者均可使病情加剧,甚至发生疽毒内陷。内陷发生的根本原因在于正气不足,火毒炽盛,加之治疗失时或不当,以致正不胜邪,反陷入里,客于营血,内犯脏腑,预后不良。

徐达、范增都是历史上著名的将领,戎马一生,以卓越的军事才能和勇猛的战斗精神著称,孟浩然也因山水田园派诗词被世人熟知。然而,他们最终在年老体弱的时候死于一种名为"疽"的疾病。虽然三位都死于"疽"病,但这种疾病并非无法预防和治疗。在古代医学文献中,有许多关于如何预防和治疗"疽"病的建议和处方。例如《诸病源候论》中指出"五脏不调则发疽",强调了保持身体健康的重要性。同时,《千金方》《外台秘要》等古代医书也收录了许多治疗"疽"病的方法和药方。总之,"疽"病虽然可怕,但并非不可战胜。对于现代人来说,加强身体锻炼、注意个人卫生、避免过度疲劳等措施可以有效预防"疽"病的发生。同时,如果患有类似疾病应该及时就医并遵循医生的建议进行治疗,不可讳疾忌医。

二、教学设计与实施过程

(一)思政理念分析

本案例主要介绍了徐达、范增和孟浩然的生平事迹及卒于"疽"病的史料记载。三位发生疽病的年龄都在中老年阶段,病逝之前均从人生巅峰时期逐渐走入没落阶段。依据现有史料分析其发病原因有:①人生步入老年,阳气不足,卫外不固,热毒之邪侵袭肌肤腠理而发;②病逝之前处于人生低谷,情志内伤,恼怒伤肝,思虑伤脾,肝脾郁结,气郁化火,易发本病;③徐达、范增戎马一生,劳伤虚损,导致脏腑气血受损,阴阳失和,使正气亏损而导致"疽"病的发生,孟浩然确因食"发物"而亡。

在设计和实施教学的过程中,我们主要围绕以下几个思政理念:

第一,弘扬传统历史文化。通过介绍徐达、范增和孟浩然的生平事迹和卒于"疽"病的情况,让学生了解古代历史和文化,扩充中国历史文化的人文知识内容。

第二,培养积极乐观的生活态度。通过三位古人的生平事迹,感悟人生难免起起伏伏,生活在逆境中更需要表现出的坚韧的性格,培养学生的积极的生活心态和乐观向上的精神风貌。

第三,增强人文关怀意识。通过分析三位古人因"疽"病而逝的原因,让学生认识到饮食不洁、情志内伤对身体健康的影响,增强学生的人文关怀意识,在临床治疗的过程中需要关注患者的心理健康。

(二)教学方法

1. 通过多媒体手段展示三位古人的生平事迹和"疽"病的相关史料记载,引导学生深入了解古代文化和历史。

2. 通过案例分析,让学生了解疽病发生内陷的原因和预防措施,引导学生树立健康生活理念和增强人文关怀意识。

3. 通过课堂讨论和互动,让学生分享自己对于三位古人生平事迹的看法和理解,培养学生的表达能力和批判性思维。

(三)教学活动设计

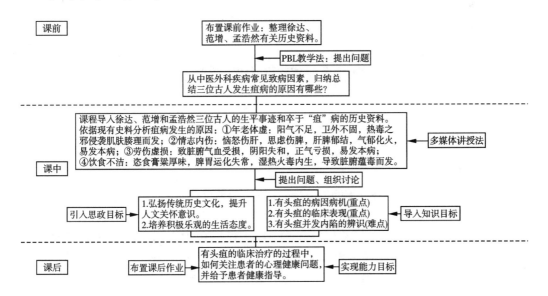

三、教学效果

（一）教学目标达成度

通过多媒体展示、案例分析、课堂讨论等教学方法的实施，能够激发学生对古代历史文化的学习兴趣，促进人文知识的积累。本案例通过古代名仕徐达、范增和孟浩然的史料记载，帮助学生掌握有头疽的病因病机、临床表现和并发症的防治方法。通过案例分析和讨论，让学生认识到情志变化在中医外科疾病发生过程中的重要性，培养积极的生活心态和乐观向上的精神风貌。同时有头疽的诊治过程中，增强人文关怀意识，关注患者的心理变化并给予患者健康指导，帮助患者树立战胜疾病的信心。

（二）案例反思

本案例的教学效果较为理想，但仍有改进空间。在今后的教学中，可以进一步拓展古代医学文化的内容，增加一些实践环节，让学生更好地理解和掌握疽病的防治方法。同时在案例分析过程中可以更加注重引导学生临床思维能力的提高。本案例实施过程采用多媒体展示、案例分析、课堂讨论等教学方法，学生能够积极参与教学过程，发表自己的看法和见解，提出问题和建议，表现出较高的自学能力和学习积极性。

（三）学生反馈

大多数学生对本案例的教学内容表示认可和赞同，认为通过学习不仅了解了古代历史文化，也系统掌握了有头疽相关专业知识内容。本案例给现代人的警示是，虽然医学技术已经有了很大的进步，但类似疽毒内陷仍然时有发生。因此，医生在治疗疾病的同时提升科普宣传能力，针对老年易患群体注意个人卫生习惯的改善和基础疾病（如糖尿病）的治疗，还需要注意避免过度疲劳和情绪波动，如果早期症状出现应及时就医并遵循医生的建议进行治疗。针对案例学生也提出了一些建议和意见，如加强课堂互动、增加实践环节等，为今后的教学提供了参考。

案例五 走黄与内陷教学案例

一、案例

（一）案例介绍

长津湖战役是中美两支王牌军队在朝鲜长津湖地区的一次反击作战。中国人民志愿军第9兵团在气温零下20多摄氏度、冻伤较多、兵力不足的条件下，与武器装备世界一流、战功显赫的美军陆战一师，于1950年11月27日至12月24日在朝鲜长津湖地区进行了直接较量，创造了抗美援朝战争中全歼美军一个整团的纪录，迫使美军王牌部队经历了有史以来"路程最长的退却"。这次战役，收复了三八线以北的东部广大地区。志愿军在东西两线同时大捷，一举扭转了战场态势，成为朝鲜战争的拐点，为最终到来的停战谈判奠定了胜利基础。

在这次战役中,中国人民志愿军凭着钢铁意志和英勇无畏的战斗精神,征服了极度恶劣的环境,打退了美军最精锐的王牌部队,收复了"三八线"以北的东部广大地区,彻底粉碎了道格拉斯·麦克阿瑟圣诞节前占领整个朝鲜的美梦,扭转了战场态势。这场战役也就此成为朝鲜战争的拐点。毛泽东对志愿军第9兵团的评价极为肯定,认为他们在极其困难的条件下完成了巨大的战略任务。

(二)案例所反映的知识内容

1."疮疡"疾病的转归过程中可能并发走黄或是内陷而危及生命,均为中医外科危急变证,是教学中的知识难点,学生不易理解和掌握。长津湖战役正是体现了"走黄与内陷"中医辨证"以正邪斗争状况来区分"的知识要点,实现了强国强军的思政目标。

2.长津湖战役从1950年11月27日开始至12月24日结束,历经28天。有头疽顺证表现按照局部证候分为"四候":一候成形、二候成脓、三候脱腐、四候生肌,每候一周,病程也是28天。正因有头疽起病素体虚弱,加之久病伤气易导致病情加剧而发生疽毒内陷。这体现了思政案例辅助知识目标理解和掌握的教学效果。

3.疗疮和有头疽可能导致走黄和内陷的发生,是中医外科危急险症。中医外治药物选择常用金黄散、玉露散、冲和散等箍围药物,就是利用了箍围药物具有箍集围聚、收束疮毒的功效。医法如兵法,这与长津湖战役突袭新兴里的作战部署有相似之处。本案例有助于帮助学生理解走黄"箍束毒邪"的局部外治方法和内陷"扶正祛邪"的中医内治原则。

二、教学设计与实施过程

(一)思政理念分析

长津湖战役初期中国人民志愿军凭着钢铁意志和英勇无畏的战斗精神(正气盛),在极度恶劣的自然环境下征服了武器装备世界一流、战功显赫的美军陆战第一师(邪气实)。正与邪的激烈对抗同样体现在疗疮发生走黄,因其病势暴急,多表现为正盛邪实。疗疮并发走黄局部创面处理原则正是使用中医外治箍围药物以箍束毒邪,这与长津湖战役中突袭新兴里,围歼美军王牌部队"北极熊团"的作战方式也如出一辙。

长津湖战役从1950年11月27日至12月24日持续近一月,这与有头疽顺证发展病程也是一个月不谋而合。战役后期食物匮乏、补给不足,加之严重的冻伤减员(正虚),志愿军三炸水门桥后美军依靠强大的工业实力(邪盛)空运一座全钢结构桥梁最终从兴南港撤退,志愿军未能实现全歼美陆军第一师的军事目的。疽毒多因虚致病,病势较缓,表现为邪盛正虚,其治则为扶正祛邪,这也体现了新形势下国防军队现代化的强国强军梦。

(二)教学方法

1.PBL教学法 课前布置作业,预习"走黄与内陷"章节内容,整理"长津湖战役"有关史料记载,提出需要解决的问题。

2. 演示讲授法 通过"长津湖战役"中美影视作品、图片、新闻资料等对比,帮助学生回顾长津湖战役这段震撼的历史画面,并使同学认识到中国人民志愿军依靠英勇无畏的战斗精神和钢铁般的意志,用"气盛"战胜了敌人的"钢强",并提出新的问题。

3. 讨论法 引导学生在深入思考的基础上进行讨论:从"长津湖战役"到"走黄与内陷",二者有何共通之处?从内陷扶正祛邪的中医内治原则,讨论现代化战争中如何从自我做起实现"强国强军梦"。

4. 总结归纳法 走黄与内陷的病因病机及鉴别要点。

（三）教学活动设计

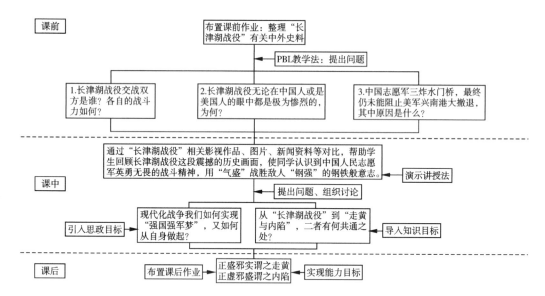

三、教学效果

（一）教学目标达成度

1. 本案例依托热门影视作品《长津湖》的热度,体现了思政课程"有温度""有思考张力""有亲和力"的课堂氛围,实现了思政案例"润物细无声"的育人效果。尤其是志愿军钢铁意志与侵略者钢铁装备之间的抗衡,有助于培养学生的民族自豪感、社会责任感和历史使命感。

2. 注重思政目标与知识目标的有机结合,满足了学生鉴别走黄与内陷的知识难点,并通过思政案例映射出走黄与内陷的治疗原则,提高了学生获取知识的兴趣,降低了学生对知识要点的记忆难度。

3. 依托 PBL 教学法,以问题为导向,鼓励学生从思政案例中讨论,总结归纳出走黄与内陷的鉴别要点及临床处理原则,从知识与能力、情感与态度、价值与立场构建多维度课堂教学,同步实现价值塑造、能力培养、知识传授三位一体的教学目标,教学方法先进,课堂互动感强,学生参与度高。

（二）案例反思

在疮疡的发展过程中,若因失治误治导致邪毒炽盛,或人体气血虚弱,不能托毒外达,可使邪毒走散,内攻脏腑,形成走黄与内陷,危及生命。走黄与内陷属于中医外科急危重症范畴,其病因病机和临床表现是教学重点知识内容。但走黄与内陷的概念相对抽象,学生理解较为困难,其鉴别诊断是教学难点问题。通过历史事件长津湖战役的思政案例,帮助学生掌握了"疔疮发病较急,病程较短,多表现为正盛邪实,谓之走黄""有头疽发病多见于老年体虚之人,病程相对较长,易发生内陷"。同时,通过学生课前查阅史料,重温长津湖战役的历史片段,激发学生爱国强军的责任感。

（三）学生反馈

学生通过课前查阅资料并预习相关教学内容知识点,课堂气氛热情活跃,与老师互动积极主动,学习兴趣显著提高,对走黄与内陷的鉴别要点熟练掌握。通过课后交流,学生表达观看《长津湖》电影已让人热血沸腾、激动人心、热泪盈眶,但通过相关史料的整理过程,更加真实还原了那段可歌可泣的历史,更加懂得当下来之不易的幸福生活和学习环境。

案例六　流注、无头疽、流痰教学案例

一、案例

（一）案例介绍

《清史稿》关于爱新觉罗·永琪的记载,清朝宗室,字筠亭,号藤琴居士,直隶省顺天府大兴县（今北京市）人,乾隆皇帝弘历第五子,乾隆二十八年癸未五月初五日,圆明园九州清晏殿火灾,永琪亲背乾隆帝逃出火中。乾隆三十年十一月二十六日,封和硕荣亲王（此时永琪已患病）。乾隆三十一年二月初三日,乾隆至兆祥所看视永琪的病症,三月初八日午刻,永琪病逝,谥曰纯,年仅25岁。爱新觉罗·永琪自幼聪慧好学,少习骑射,武技精湛,博学多才,工书善画,娴国语,君上钟爱之,其著有《蕉桐賸稿》《凝瑞堂诗钞》传世。乾隆皇帝非常器重永琪,在一次宴席上提起了早逝的永琪："其时朕视皇五子于诸子中更觉贵重,且汉文、满语、蒙古语、马步、骑射及算法等事,并皆娴习,颇属意于彼,而示明言,及复因病旋逝。"乾隆对他的评价极高,甚至在其去世后仍念念不忘。

关于永琪的死因,陈兆仑有文注曰："王患附骨疮,不得溃,昨冬病中受封,今三月薨逝"。清朝的史料中有谈到,太医误诊了永琪的病,使得在治疗的过程中,不仅没有好转的迹象,反而越来越恶化。乾隆以未将病情缘由据实上奏,以致耽误永琪病情为由,将太医张如瑶和宋国瑞交由内务府大臣治罪也说明了当时的情况。根据各种资料显示永琪是死于"附骨疮",那么这个"附骨疮"是否就是现代中医外科所说的"附骨疽"呢？

(二)案例所反映的知识内容

1.根据史料所载,永琪死于"附骨疮",这种疾病应该属于中医外科无头疽的范畴,相当于西医学的化脓性骨髓炎、化脓性关节炎。《外科证治全书》云:"阴疽之形,皆阔大一,根盘坚硬,皮色不变,或痛或不痛,为外科最险之症"。历代中医外科文献所述的无头疽的概念范围既广又杂,根据疾病性质、证治的不同,现代中医外科把流痰、流注等疾病列出分述。《中医外科学》选择临床常见的附骨疽、环跳疽作为无头疽的典型疾病介绍,临床上常需要与流痰、流注相鉴别,避免漏诊误治。

2.附骨疽是一种毒气深沉、附着于骨的化脓性疾病。其临床特点是儿童常见,多发于四肢长骨,局部胖肿,附筋着骨,推之不移,疼痛彻骨,溃后脓水淋漓,不易收口,可形成窦道,损伤筋骨。生于大腿外侧者称附骨疽;生于大腿内侧者谓咬骨疽;生于股胫部的称股胫疽等。病名虽异,而其病因、证治大致相仿,故合并论述,统名为附骨疽。《备急千金方》云:"以其无破,附骨成脓,故名附骨疽。"本病相当于西医学的急、慢性化脓性骨髓炎。

3.流痰是一种发于骨与关节部位的感染性疾病。因其脓液可流窜于病变附近或较远的组织部位形成脓肿,脓液稀薄如痰,故名流痰;后期出现虚痨症状,故又有"骨痨"之称。其临床特点是好发于儿童与青少年,好发于负重大、活动多、易损伤的骨与关节部位,脊椎最多,其次为膝、髋、肘关节处;起病缓慢,隐隐酸痛,化脓迟缓,脓出稀薄如痰,形成窦道,经久不愈;损筋伤骨,致痿致残;部位不同,症状各异。全身症状可见低热盗汗、消瘦乏力、食欲减退等虚弱之证。《外科医案汇编》云:痰凝于肌肉、筋骨、骨空之处,无形可征,有血肉可以成脓,即为流痰。本病相当于西医学的骨与关节结核。

4.流注是发于肌肉深部的急性化脓性疾病。《医宗金鉴·外科心法要诀》中有"诸家书云:流者流行,注者住也,发无定处,随在可生"的记载。其临床特点是好发于四肢躯干肌肉丰厚处的深部或髂窝部,发病急骤,局部漫肿疼痛,皮色如常,容易走窜,常见此处未愈,他处又起。本病相当于西医学的脓血症、多发性肌肉深部脓肿及髂窝部脓肿。

5.死因分析(临床鉴别):①死于附骨疽,根据史料所载未见描述其外伤导致发病,故可排除外伤骨折导致的骨髓炎发作。临床上以急性骨髓炎最为凶险,其病因由化脓性病灶的细菌经血行感染引起骨髓炎症状,可见高热烦躁、神昏谵语等,易并发内陷危及生命。急性骨髓炎起病急骤,早期临床表现即有寒战、高热等全身中毒症状。根据《医宗金鉴》记载:"附骨大腿外侧生,在腿里侧咬骨名,体虚寒湿乘虚入,寒热往来不焮红,痛甚彻骨难屈转,寒湿化热肿胖形。蒜灸起疱无疱逆。溃后最忌败浆脓"。清代中医外科发展已经成熟,皇子出现体表化脓性病灶,甚至伴见寒战、高热、疼痛彻骨等症状,宫廷御医应该不会存在误诊的情况。永琪并非疾病突发暴亡,这不符合急性骨髓炎并发全身性感染(内陷)导致死亡的临床表现。若是慢性骨髓炎,最多蚀筋伤骨而致残不会殒命。所以五阿哥永琪死于附骨疽和流注的可能性不大。②根据史料,五阿哥永琪从发病到去世近一年之久,五阿哥病之后期身体愈发消瘦,每日只能躺在床上,已经无法下床站立。乾隆更是找遍了天下名医,为其治病,但是最后都没有成功,而永琪这位备受关注的皇子也黯然离世。由此分析,五阿哥永琪应该死于一种慢性骨关节疾病。流痰是骨与关节结核,该病起病缓慢,化脓迟缓,溃后脓液稀薄,不易收口,可损伤筋骨,轻则致残,重则危及生命,全身可见虚弱之证。流痰是一种继发性结核病,常发生于青少年,既往常有肺痨病史。虽然五阿哥永琪素体强健,但结核病是慢性消耗性疾病,不排除他是结核感染而继发出现了骨关节病变(流痰)最终导致死亡。

二、教学设计与实施过程

(一)思政理念分析

本案例以探究爱新觉罗·永琪死因为轴线开展,主要介绍了流注、附骨疽和流痰三种中医外科疾病,从其病因、症状、诊断、鉴别诊断等方面进行讲解。通过探究式的分析和挖掘,拨开层层迷雾,最终找出了永琪死亡原因——骨结核,现代中医外科称为"流痰"。这种趣味式的案例设计方式和实施途径,能够有效地提高学生听课的积极性,帮助他们理解和记忆有关知识内容。其思政理念体现在以下几个方面。

1. 临床思维　通过提供永琪的死因分析,引导学生运用所学知识进行逻辑推理,提高了学生的科学思维和判断能力。

2. 批判性思维　在介绍每一种疾病时,都提供了不同的观点和解释,并引导学生进行批判性思考。这有助于培养学生的独立思考能力。

3. 人文知识　通过引入永琪的病史和乾隆时期的历史背景,让学生更好地理解当时历史时期人们的医疗观念和疾病认知。

4. 中医文化自信　通过讲解中医对附骨疽、流注和流痰等疾病的独特认识和治疗方法,让学生感受到中医文化的博大精深,增强了他们对中医文化的自信和认同感。

(二)教学方法

1. 探究法　通过分析史料和文献所载爱新觉罗·永琪的人物生平和发病以来的病史及体征表现,逐步排除各种可能性,最终找到最可能的死亡原因。这种方法有助于培养学生的临床思维和综合分析问题的能力。

2. 讲解法　以爱新觉罗·永琪有关历史资料为轴线,将流注、附骨疽和流痰的定义、病因病机、临床表现及治疗方法等理论知识,采用传统讲授方式逐步展开,帮助学生掌握三种疾病的临床诊断和治疗原则。

3. 多媒体演示法　通过多媒体技术,将枯燥的知识变得更加生动、形象和有趣。例如,通过思维导图的方式展示三种疾病的内在联系和鉴别要点,帮助学生更好地理解和记忆相关知识内容。

4. 课堂讨论法　在课堂讲授附骨疽、流注和流痰这三种疾病时,设置课堂讨论话题,让学生自主探究和思考,互相交流观点。这有助于培养学生的团队协作和沟通能力。

(三)教学活动设计

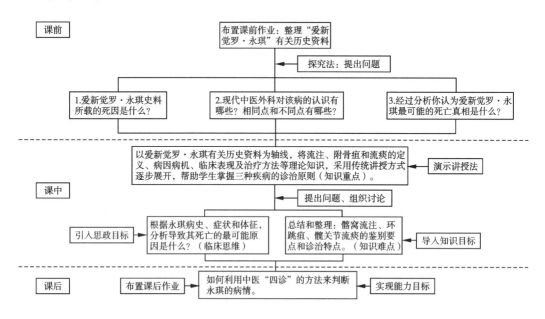

三、教学效果

(一)教学目标达成度

本思政案例教学设计能够有效地激发学生学习兴趣,通过对历史人物的史料分析,帮助学生理解和记忆流注、附骨疽和流痰的相关知识内容。通过课前布置作业和课堂讨论环节提升学生之间协作能力,培养他们的临床思维和分析能力。通过复习《医宗金鉴》《疡科心得集》《外科证治全生集》等关于流痰的文献记载,引入五阿哥永琪的病史和乾隆时期的历史背景,让学生更好地理解当时历史条件下对该病认知和后世的影响,感受到中医文化的博大精深,增强了他们对中医文化的自信和认同感。通过多种教学方法的组合和应用,本教学思政案例设计能够有效地实现教学目标,提高教学效果。

(二)案例反思

本思政案例的首次尝试了探究式的教学设计,学生如同考古学家通过史料记载的蛛丝马迹,寻找爱新觉罗·永琪真正死因,这种形式极大地激发了学生自主学习的兴趣,培养其临床思维和综合分析问题的能力。但是在实施过程中,仍存在一些不足之处,需要进行反思和改进。首先,在引导学生进行史料整理和推理时,部分学生对于历史背景和中医知识的了解还不够深入,导致在讨论过程中出现了一些误解和困惑。在今后的教学中需要更加注重学生对人文知识的储备,以便更好地理解相关内容。其次,在课堂讨论环节中,因为课时限制部分学生参与度不够高,没有充分表达自己的观点和看法,这需要在之后的教学设计中进一步优化。最后,在教学内容的深度和广度上需要更加注重平衡和取舍,不能因为人文知识的扩展而缩略了专业知识的传授,以便能更好地达到教学目标。

（三）学生反馈

学生对本思政案例的教学设计表示出了极大的兴趣,他们广泛认为:通过探究历史人物爱新觉罗·永琪的死因之谜,能够更好地理解和记忆流注、附骨疽和流痰相关的中医外科知识内容,并且对中医文化产生了更浓厚的兴趣。同时,学生也提出了一些建议,例如在课前可以提供更多的历史背景资料和导读,以便课堂中更好地进入教学情境;在课堂讨论环节中可以让学生自己提出问题并讨论,让更多的学生参与进来;在教学内容上可以更加注重专业知识的系统性和前沿性,帮助学生更好地了解医学发展动态。这些建议对于今后的案例设计和教学实施具有重要的参考价值。

案例七　瘰疬教学案例

一、案例

（一）案例介绍

《中医外科学》(全国中医药行业高等教育"十四五"规划教材)给出瘰疬的定义:是一种发生于颈部的慢性感染性疾病。因其结核累累如串珠状,故名瘰疬。相当于西医学的颈部淋巴结结核。瘰疬又名鼠疮、痰核、痰疬、疬子颈、马刀、疬串等,本案例通过文献阅读和整理,探寻瘰疬命名之渊源。

瘰,瘘,瘑早于瘰疬。中医学治疗瘰疬早于先秦,追溯至西周。我国早期文化典籍《山海经·中山经第五》记载:"脱扈之山。有草焉,其状如葵叶而赤华,荚实,实如棕荚,名曰植楮,可以已瘑,食之不眯。"《山海经·中次七经》又曰:"合水出于其阴,而北流注于洛,多鱼,状如鳜,局迤,仓文赤尾,食者不痈,可以为瘘。"《淮南子》亦记载"狸头愈瘑,鸡头已瘘"之说。因此,从《山海经》记载考证治疗瘑、瘘史至少有3000多年历史。此处瘑、瘘意指瘰疬。

瘰疬之名始见于《灵枢·寒热篇》:"寒热瘰疬,在于颈腋者"。此后有不同的病名见于后世文献中,晋末《刘涓子鬼遗方·卷五》谓之瘰疬疮,曰:"治痱、瘰疬疮,白蔹膏方"。隋代巢元方《诸病源候论·卷三十四》曰:"瘰疬瘘者,因强力入水,坐湿地或新淋浴,汗出头中,流在颈上之所生也。"瘰疬瘘当指瘰疬肿核溃破后流脓者,宋代陈言《三因极一病证方论》称之为"瘰疬漏"。明代陈实功的《外科正宗·瘰疬论第十九》记载"散肿溃坚汤治瘰疬马刀疮""瘰疬酒药方治年久瘰疬结核",所谓"瘰疬马刀疮""瘰疬结核"均指瘰疬。清代祁坤《外科大成·卷二》认为:"瘰疬结核于颈前项侧之间,小者为瘰,大者为疬,连续如贯珠者为瘰疬"。

瘰疬二字,繁体字为"瘰癧"。从其构字法中可以解释为二者均为病名,"癧"上面是畾(音雷)意即藤制的笭筐,下面是用绳子系住而缠绕;"歴"有"踰越"之意,是厂部内半包围结构,上面"双禾",是一对一对连续生长的禾苗,"厂部"要比"笭筐"大得多。瘰疬为形声字,言意该病特点是累累成串,连续不断,大小不一,小瘰大疬,二者有别。18世纪末,病理学认识到肺结节是痨病的起源,结节和瘰疬的肿胀相似,故将瘰疬和痨病联系起来。1839 年 J. L. schonleinj 将结节写成 tuberculosis,即“结核病”一词始见。1882 年科赫(Koch)于柏林发现结核菌,方明确结核病是由“结核菌”传染所得。近代《辞源正续编》解释瘰疬:患者皮内生核块为即淋巴结肿胀之故,发炎时则化脓,多在颈项间其历久延下成串者,俗称疬串。不难看出,用瘰疬来命名该病比淋巴结结核更加贴切。

(二)案例所反映的知识内容

本案例反映了中医学对于瘰疬(即西医学中的颈部淋巴结结核)的认识,以及对于瘰疬命名的源流和含义的探讨,同时也涉及了中医外科对于“痰核”“结核”等病证的辨识和理解。在案例中,通过对于古代文献的解读和整理,可以看出中医学对于瘰疬的认识可以追溯到先秦时期,如《山海经》中对于“瘟”“瘘”“瘧”等疾病的描述。而在其后的发展过程中,不同的医学家对于瘰疬的命名和理解也各有不同,如“疬串”“马刀”“马刀挟瘿”等称呼,《灵枢·寒热篇》最早将该病证命名为“瘰疬”,并沿用至今。本案例通过对于瘰疬命名渊源的探讨,帮助学生理解和掌握瘰疬这一病症的临床特点。这也反映了中医学在外科领域中的深厚理论和丰富经验,中医文化需要重视和传承。

二、教学设计与实施过程

(一)思政理念分析

该思政案例以中医外科中的瘰疬命名溯源为主题,通过对于古代文献的解读和整理,引导学生探究中医外科疾病命名之渊源,理解中医文化深厚底蕴和古代医家智慧结晶。在案例中学生可以了解到中医学对于瘰疬的认识和命名的发展历程,同时也可以掌握瘰疬的临床特点和治疗方法。此外,该案例还反映了中医学在现代外科领域中的重要地位和贡献,帮助学生增强对于中医文化的认同感和自豪感。在教学设计方面,教师可以根据学生的实际情况和需求,制订相应的教学计划和方案。例如,教师可以安排学生分组合作,通过查阅文献、整理资料、制作 PPT 等方式进行探究学习,培养团队协作能力。同时,教师也可以通过课堂讲解、案例分析、课堂讨论等方式,帮助学生更好地掌握相关知识和技能。

(二)教学方法

1. 课前探究　培养学生的团队协作能力和自主探究能力。课前教师可以安排学生先进行文献查阅和整理,了解瘰疬的背景知识和基本概念。然后,教师可以引导学生深入探究瘰疬命名和释义。在这个过程中,教师可以安排学生组织讨论,鼓励学生发表自己的观点和看法,引导学生独立思考和归纳总结。

2. 课堂讲授　通过案例导入和多媒体教学,帮助学生进一步理解瘰疬的名称由来,教师围绕经典文献讲解瘰疬的临床表现、诊断和治疗方法等知识内容。授课过程可以围绕中医经典文献并结合西医学对该病的认识进行讨论,培养中西医结合治疗结核病的思维模式。

3. 课后归纳　教师安排学生进行小组合作,通过制作 PPT 等方式对课堂授课内容进行归纳总结。锻炼学生对多媒体技术的熟练程度,提升审美意识,促使学生综合素质的全面提升。

（三）教学活动设计

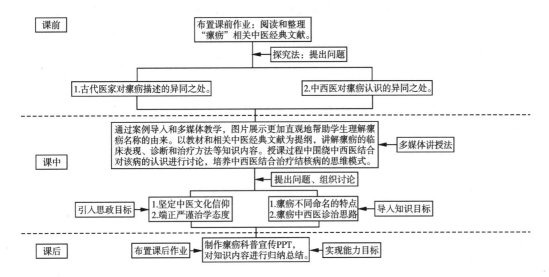

三、教学效果

（一）教学目标达成度

从实际的教学效果来看,该思政案例实现了预期教学目标。通过课堂提问和课后作业,发现学生对于瘰疬的相关知识掌握情况较好,对于中医外科在该领域的认识和理解也有了更深入的认识。通过观察和评价,发现学生之间的团队协作和自主探究的能力有了较大的提升,能够较好地完成教师安排的任务。通过学生的反馈和评价,发现学生对于中医文化的认同感和自豪感有了较大的提升,同时也有部分学生表示在思考问题时能够更加深入地考虑中西医结合诊疗思路和方法。该思政案例的教学目标达成度较高,学生的知识掌握、能力提升和素质培养情况都比较好。

（二）案例反思

本思政案例的教学过程中仍需要不断地反思和改进。首先,教师需要认真备课,对中医古代经典文献必须十分熟悉,这是教学目标实现的前提。其次,在教学过程中,教师需要灵活运用多种教学方法和手段,帮助学生更好地掌握相关知识重点和难点。同时,教师也需要很好的课堂把控能力,当课堂讨论激烈或沉寂时需要很好的引领,在课堂教学有限的时间内,既做到知识内容的传授,也实现了学生总结、归纳、表达能力的提升。本案例通过课前探究、课堂讲授、课后归纳等多种教学设计和实践,深度挖掘中医经典文献与课程知识目标相互融合,探索出一种新的思政教学模式并取得良好的教学效果,具有一定的推广价值。

（三）学生反馈

本思政案例的教学过程中,学生的参与度较好。大多数学生对于该思政案例的教学内容和效果表示满意。他们认为通过课前文献阅读,学习了中医古代文献中关于中医外科疾病的诸多经典叙述,这有利于加深其他中医外科疾病的认识和理解,相互联系,巩固记忆。在课堂讲解中,老师通过文献解读帮助他们更好地掌握瘰疬相关知识内容。同时学生也提出了一些改进意见,例如可以增加更多的临床治疗案例,让他们更全面地提升瘰疬的诊治能力。

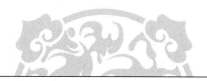

第六章　乳房疾病

发生在乳房部位的疾病统称为乳房疾病。男女均可发病,女性发病率显著高于男性。故《妇科玉尺·妇女杂病》指出:"妇人之疾,关系最钜者,则莫如乳。"关于乳房疾病,早在汉代就有记载。以后历代文献对多种乳房疾病的病因、症状、治法都有比较详细的描述,对现代诊治乳房疾病仍具有一定的指导意义。乳房疾病是育龄期妇女常见疾病,如果不能及时发现并诊治,会对患者的身体健康、心理健康以及生活质量造成不良影响。相关调查显示,其发病率不断攀升,尽早治疗能取得较好的治疗效果。中医药内治、外治相结合防治乳腺疾病优势突出,疗效确切,在乳腺疾病的诊疗中占有重要地位。针对一些疑难病种,需要继续攻坚克难,充分挖掘中医药内涵,提高疗效,进一步为人民群众的乳腺健康保驾护航。

一、教学目标

1. 知识目标　掌握乳腺疾病的病因病机、诊断和中医辨证内外治法。
2. 能力目标　熟悉乳腺疾病的外治方法,了解有关手术操作方法。
3. 思政目标　融入文化素养、人文关怀、科学精神、个人素养、职业道德等思政内容。

二、相关知识板块的思政元素分析

(一)文化素养

从乳房进化看乳房功能。经历了几百万年的进化,女性的乳房是女性的第二性特征,也承担哺乳的重担,并且被赋予了性感、繁衍、富足甚至自由这些多重的意义。通过扩展乳房的进化史,引起学生对乳房疾病章节的兴趣,加深对乳房解剖知识的认识。

(二)人文关怀

从当代人的婚恋生育观和产后抑郁看乳痈病机。产后抑郁症的发病率在 15% ~ 30% 。女学生将来均有婚恋生育的可能,男学生将来都有为人夫为人父的可能,认识产后抑郁,学会预防和处理产后抑郁,不仅能预防或减少哺乳期乳痈的发病,还能避免更多由于产后情绪问题产生的身心疾病。

（三）科学精神

从"新生儿挤乳头"传统陋习看粉刺性乳痈的病因。时至今日，还有好多老一辈的人认为，要把女婴的乳房挤一挤，不然将来是个"瞎乳头"。这种挤乳头的陋习，是造成新生儿乳腺炎的直接原因。对于一些不科学、不合理的老传统、老观念要主动摒弃，避免盲从，要学会批评思维，学会用客观的态度及科学的方法去认识问题、解决问题。

（四）个人素养

从肥胖人群调查看乳病发病。《中国居民营养与慢性病状况报告（2020年）》显示，我国已有超过50%的成年人和20%的学龄儿童超重或肥胖。学生了解肥胖的现状及成因、危害，注重培养健康的饮食生活方式，避免肥胖。

（五）职业道德

从"右乳患癌切错左乳"事件分析医务人员应具备的专业素养。以"右乳患癌左乳被切"事件为切入点，树立学生治学严谨的态度，工作中认真负责、敬畏生命的作风。"右乳患癌左乳被切"事件揭示了三方面的现象：书写医疗文书粗心大意、手术流程执行不到位、责任心缺失。通过分析事故原因，使学生明白乳腺疾病诊疗中的工作重点，在今后的从医工作中应该杜绝粗心大意、责任心不强、不按流程操作等错误行为。激发学生的学习热情以及医生的正义感和责任使命感。

案例一 乳房疾病概述教学案例

一、案例

（一）案例介绍

从2亿年前的原犬鳄龙开始，大汗腺开始逐步进化为乳腺。有学者认为，乳腺可能是由与毛囊相关的类顶泌腺特化而来。哺乳动物的祖先可能同现在的鸭嘴兽那样，将"原始乳汁"分泌到缺乏乳头的身体表面，让仔体舔食。哺乳动物是动物界里多样化程度较高、适应环境较快的一类动物。就像长颈鹿可以进化出2米多长的脖子，哺乳动物的大汗腺进化成乳腺，并出现乳房和乳头，无论雌雄。只不过猫科、犬科等动物乳房分布在腹部或后腹部，只有灵长类的乳房长在胸部。乳房的生长部位也是和直立行走等进化过程分不开的。古猿出现在大约500万年前，被认为是人类的早期祖先。其中比较著名的是非洲的南方古猿。她们全身遍布深色毛发，母猿的乳房平时是干瘪的，位置相对靠上，哺乳期乳房变大，婴儿可以抓着毛发吃到母乳。大约150万年前人类的体毛大部分消失，抓不住毛发，婴儿吃奶的难度加大了。为了让孩子吃奶更方便，乳房需要两个方面的进化：一是让乳头的位置变得更低，更容易婴儿够到；二是让乳房变得更大，并且足够柔软，这样婴儿躺在母亲的臂弯上就能用手捧着乳房。劳动的锻炼和哺乳的需求，使乳房终于进化成了永久乳房，而且脂肪多于乳腺，变得大而柔软。四足行走的动物，吸引异性的主要器官是臀部。古猿在直立行走之后，它们的视线不能直视到臀部了，反而看到的是面部和胸部。视觉焦点从臀部转移到了胸部,乳房也自然地成为性征器官。经历了几百万年的进化,女性的乳房不但能让婴儿吃奶更方便,也成了女性的第二性特征,并且被赋予了性感、繁衍、富足甚至自由这样多重的意义。

中医理论认为,脏腑功能盛衰与乳房的生理病理关系密切。肾为先天之本,主藏精,肾气盛则天癸至,女子月事按时而下,乳房逐渐发育,孕育后分泌乳汁而哺乳;肾气衰则天癸竭,乳房也随之衰萎。脾胃为后天之本,气血生化之源,乳汁由水谷精华所化生,脾胃气壮则乳汁多而浓,反之则少而稀。肝主藏血,主疏泄,对女性月经、胎产及乳汁的排泄至关重要。乳房与肝经、脾胃经、肾经及冲任两脉也息息相关。

(二)案例所反映的知识内容

1. 乳房的解剖结构　乳房位于胸前第二和第六肋骨水平之间,由乳头、乳晕、乳络、乳囊等部分组成。这是乳房疾病开篇的内容,扩展相关知识,有利于提高学生学习兴趣,扩展应用中医、西医相结合相联系学习方法,进而使知识更科学更全面。

2. 乳房的生理功能　一是性征器官,二是哺乳。虽然不是教学中的知识难点,但是了解了乳房功能,有利于乳房疾病的鉴别诊断,为后续知识打好基础。

3. 乳房与脏腑经络的关系　与肝、脾胃、肾相关,与足阳明胃经、足太阴脾经、足厥阴肝经、足少阴肾经、冲任两脉相关。这是本节课的重点、难点。西医讲乳房的起源及进化,中医讲乳房相关的脏腑、经络,前者具体,后者抽象,通过中医、西医的相互联系及比较,有助于学生加深理解并便于记忆。

二、教学设计与实施过程

(一)思政理念分析

乳房位于胸前第二和第六肋骨水平之间,由乳头、乳晕、乳络、乳囊等部分组成。现有的解剖位置和结构是经历了几百万年的进化演变而来。从2亿年前的原犬鳄龙开始,大汗腺开始逐步进化为乳腺。有学者认为,乳腺可能是由与毛囊相关的类顶泌腺特化而来。哺乳动物的祖先可能同现在的鸭嘴兽那样,将"原始乳汁"分泌到缺乏乳头的身体表面,让仔体舔食。哺乳动物是动物界里多样化程度较高、适应环境较快的一类动物。就像长颈鹿可以进化出2米多长的脖子,哺乳动物的大汗腺进化成乳腺,并出现乳房和乳头,无论雌雄。只不过猫科、犬科等动物乳房分布在腹部或后腹部,只有灵长类的乳房长在胸部。乳房的生长部位也是和直立行走等进化过程分不开的。为了让孩子吃奶更方便,乳房需要两个方面的进化:一是让乳头的位置变得更低,更容易婴儿够到;二是让乳房变得更大,并且足够柔软,这样婴儿躺在母亲的臂弯上就能用手捧着乳房。劳动的锻炼和哺乳的需求,使乳房终于进化成了永久乳房,而且脂肪多于乳腺,变得大而柔软。经历了几百万年的进化,女性的乳房不但能让婴儿吃奶更方便,也成了女性的第二性特征,并且被赋予了性感、繁衍、富足甚至自由这样多重的意义。通过扩展乳房的进化史,引起学生对乳房疾病章节的兴趣,加深对乳房解剖知识的认识。

(二)教学方法

1. PBL 教学法　课前布置作业,预习"乳房疾病概论"章节内容,整理"乳房进化"有关知识,提出需要解决的问题。

2.讨论法　引导学生在深入思考的基础上进行讨论:几千年来,乳房的两种形象一直在角逐,圣洁与罪恶,哺育与情色,不断影响着女性命运。在21世纪,乳房作为女性器官,我们应该关注什么?

（三）教学活动设计

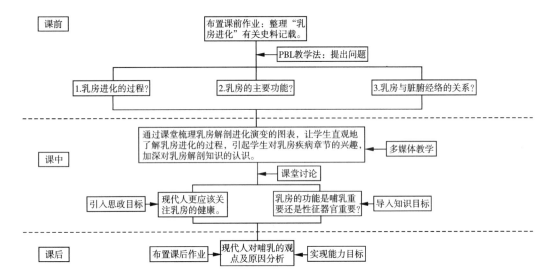

三、教学效果

（一）教学目标达成度

1.本案例通过对乳房进化知识的扩展,尤其是通过讨论乳房的功能,有助于培养学生对乳房功能认识的良好的价值观和对乳房健康的关注。

2.注重思政目标与知识目标的有机结合,满足了学生对乳房功能的中西医结合的认识,提高了学生获取知识的兴趣,降低了学生对知识要点的记忆难度。

（二）案例反思

教学过程中,教师应关注学生的反应及参与度,评估思政案例内容、案例引入的时机及形式等是否适当,是否有不合时宜及生搬硬套等需要纠正的情况。教学结束后,教师应通过学生主观评价及课后作业完成的情况,评估是否达到教学目标。教师应对教学情况进行合理性反思,总结教学内容与方式方法的优势与不足,总结学生的参与和接受程度,不断总结提升教学效果。

（三）学生反馈

学生通过课前查阅资料并预习相关教学内容知识点,课堂气氛热情活跃,与老师互动积极主动,学习兴趣显著提高,对乳房的解剖及功能知识点熟练掌握。通过课后交流,学生对乳房的进化和功能认识充分,懂得现代社会更应该关注乳房的健康。

案例二 乳痈教学案例

一、案例

（一）案例介绍

一直以来,由产后抑郁症引发的悲剧数不胜数,家破人亡的案例比比皆是。产后抑郁症是女性精神障碍中最为常见的类型,是女性生产之后,由于性激素、社会角色及心理变化所带来的身体、情绪、心理等一系列变化,出现抑郁、悲伤、沮丧、哭泣、易愤怒、烦躁,甚至有自杀和杀婴倾向等一系列症状为特征的心理障碍。常见症状:情绪低落、食欲缺乏、乳汁不足。典型的产后抑郁症是产后 6 周内发生,可持续整个产褥期,有的甚至持续至幼儿上学前。产后抑郁症的发病率在 15% ~30%。产后抑郁症通常在 6 周内发病,可在 3~6 个月自行恢复,但严重的也可持续 1~2 年,再次妊娠则有 20% ~30% 的复发率。很多人以为这种情况是发神经、矫情,是情绪问题,就算发生惨剧,也只觉得那是精神病的个例。产后抑郁也是抑郁症的一种。产后抑郁属于普通抑郁症的一种,只是发生的节点有所不同,两者均为情感性精神障碍疾病,常伴随焦虑发生。

（二）案例所反映的知识内容

1. 乳痈的发病人群　好发于产后 1 个月内的哺乳妇女,尤以初产妇多见。随着国家二胎、三胎政策的开放,生育率有所提升,产妇数量增加,哺乳期乳痈发病率有所增加。通过结合国家生育政策的普及,加深学生对乳痈发病的认识。

2. 乳痈的病因病机　乳痈的病因病机之一是产后肝失所养,肝气不舒,则肝之疏泄失常,乳汁分泌或排出失调,或饮食不节,胃中积热,或肝气犯胃,肝胃失和,郁热阻滞乳络,均可导致乳汁淤积,出现乳少,或乳中结块、疼痛,甚至热盛肉腐成脓。通过产后抑郁知识的普及,学生了解乳痈的病机之一。

二、教学设计与实施过程

（一）思政理念分析

1. 人口生育政策是人口政策的核心要素。我国是农业大国,也是人口大国。中国共产党成立后至新中国成立后二十多年时间里,积极、宽松的人口生育政策为我党、我国经济社会发展提供了充裕的劳动力,并形成了持续多年的人口红利,创造了我国经济持续快速增长的世界"奇迹"。我国计划生育政策在控制人口规模过快增长问题中确实起到了关键作用,但其过快的降温速度也削弱了我国人口长期以来的惯性增长,带来一系列社会问题。如生育率低下、老龄化加剧、劳动力短缺、性别比失衡等。此时我国人口增长模式已然改变,人口负增长趋势不断凸显。2000 年中共中央、国务院颁布《关于加强人口与计划生育工作稳定低生育水平的决定》,强调"控制人口数量、稳定当前生育水平、实现人口由数量到质量的转变"。2013 年"单独二孩"政策开启了将更多的生育决策交由家庭的历程。自此,我国人口生育政策逐步趋向宽松。2015 年"全面二孩"政策出台,2021 年"三孩政策"实施,表明我国人口生育政策依据我国人口总量与人口结构变化不断调整的政策遵循。

由中山大学社会科学研究院等机构发起的《〈"80 后""90 后"中国青年婚恋观〉调查报告》(2015 年),通过街头问卷、互联网调查等形式,共收到超过 3 万份有效问卷。在地域分布上,北京、上海、广州、深圳四大一线城市的受访者超过 50%,职业分布上普通白领与公务员比例最高。调查显示,有 63% 的青年男女认为物质条件满足是结婚的重要前提,高达 76% 的适婚青年表示有恐婚心理。面对恐婚,除了对结婚高成本的恐惧,也有对婚后生活状态改变的担忧。除了恐婚,当代年轻人还有恐育心理,尤其是恐二胎、恐三胎现象十分普遍。年轻人应该有一个正确的婚恋和生育观。

2. 产后抑郁症的发病率在 15% ~30%。女学生将来均有婚恋生育的可能,男学生将来都有为人夫为人父的可能,认识产后抑郁,学会预防和处理产后抑郁,不仅能预防或减少哺乳期乳痈的发病,还能避免更多由于产后情绪问题产生的身心疾病。

(二)教学方法

1. PBL 教学法　课前布置作业,预习"乳痈"章节内容,整理"产后抑郁症"有关知识,提出需要解决的问题。

2. 讨论法　引导学生在深入思考的基础上进行讨论:当代社会是一个物质文明、精神文明高度发展的社会,中青年应该有怎样的婚恋、生育观以适应社会和自身发展?

(三)教学活动设计

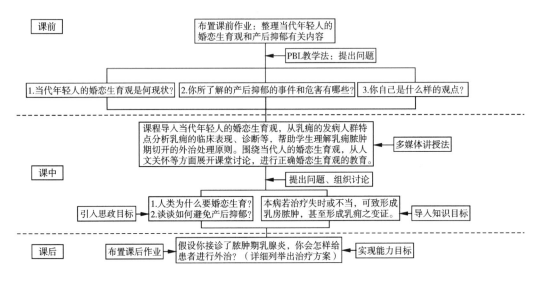

三、教学效果

(一)教学目标达成度

1. 本案例通过对人口生育政策变化的普及宣传以及当代社会年轻人的婚恋生育观的调查,启发学生关注社会人口老龄化等问题,并引导学生形成正确的婚恋生育观。

2.注重思政目标与知识目标的有机结合,满足了学生对乳痈病因病机的认识,提高了学生获取知识的兴趣,降低了学生对知识要点的记忆难度。

（二）案例反思

教学过程中,教师应关注学生的反应及参与度,评估思政案例内容、案例引入的时机及形式等是否适当,是否有不合时宜及生搬硬套等需要纠正的情况。教学结束后,教师应通过学生主观评价及课后作业完成的情况,评估是否达到教学目标。教师应对教学情况进行合理性反思,总结教学内容与方式方法的优势与不足,评估学生的参与和接受程度,不断总结提升教学效果。

（三）学生反馈

学生通过课前查阅资料并预习相关教学内容知识点,课堂气氛热情活跃,与老师互动积极主动,学习兴趣显著提高。通过课后交流,学生对乳痈的病因病机认识充分,注重自身养成正确的婚恋生育观。

案例三 粉刺性乳痈教学案例

一、案例

（一）案例介绍

通过对"新生儿挤乳头"传统陋习的客观认识,学生初步了解乳头凹陷的成因及粉刺性乳痈的发病人群特点。时至当代,还存在着这样一个现象,那就是在婴儿生下来后给婴儿挤乳头,不管婴儿是怎样的疼痛与哭喊,他们仍然坚持这样做。其实这些人是受旧风俗习惯的影响太深了,按照旧风俗的理论,认为新生儿一定要挤压乳头,特别是女娃娃,如果不挤压乳头,日后就是"瞎乳头",将来不能哺乳;还有一些人可能是认为如果不给婴儿挤乳头,将来长大后,乳头发育就不理想,也不好看,可能会造成乳头凹陷。民间所谓的"瞎乳头",就是指现在医学所讲的乳头内陷或是乳头凹陷。乳头凹陷与婴儿期有没有挤乳头并没有什么联系。除了内在的一些原因外,可能还与青春期少女的内衣穿着有关系。有些少女对乳房的发育感到害羞,便穿紧身内衣将胸部束紧,或在乳房发育的稚嫩期佩戴尺码过小的胸罩,这样就促使正在发育的乳房受到挤压而变得扁平;与此同时,受压的乳房血液循环不畅,营养供应不足,则影响乳腺的正常发育;乳头也因被挤压而深陷在乳房中,形成乳头内陷,并不是出生时未挤乳头造成。

（二）案例所反映的知识内容

粉刺性乳痈的发病特点:常有乳头凹陷或溢液,化脓破溃后脓液中夹有粉刺样物质,易反复发作,形成瘘管,经久难愈。

二、教学设计与实施过程

(一)思政理念分析

正确对待一些旧习俗、旧观念,学会用客观的态度及科学的方法认识问题、解决问题。时至今日,还有好多老一辈的人认为,要把女婴的乳房挤一挤,不然将来是个"瞎乳头"。这种挤乳头的陋习,是造成新生儿乳腺炎的直接原因。因为局部的挤压,很容易引起皮肤的破损,除了给新生儿带来不必要的痛苦外,还可使皮肤表面的细菌乘虚而入,造成新生儿乳房红肿热痛,发生乳腺炎。有的母亲看到新生儿饱满的乳头,常有意无意地用手去抚摸、挤压,也是造成新生儿乳腺炎的重要原因。由于新生儿的抵抗力比较差,很有可能引起病菌在全身的扩散,出现各种病症,危及新生儿的生命。新生儿乳房增大,这是一种非常常见的生理现象,是由于在出生前胎儿通过胎盘得到母体给予的相应激素所造成的。新生儿乳房肿胀,是胎儿在母体内受母体卵巢孕酮的影响;而使新生儿泌乳则是因胎儿受母体垂体催乳素的影响所致。新生儿乳房肿大及泌乳都是暂时的生理现象。对于一些不科学、不合理的旧习俗、旧观念要主动摒弃,避免盲从,要学会批判思维,学会用客观的态度及科学的方法去认识问题、解决问题。

(二)教学方法

1. PBL教学法　课前布置作业,预习"粉刺性乳痈"章节内容,整理"先天性乳头凹陷"有关知识,提出需要解决的问题。

2. 讨论法　引导学生在深入思考的基础上进行讨论:中医药治疗粉刺性乳痈的优势和不足分别是什么,既激发中医自信,又激发职业责任感。

(三)教学活动设计

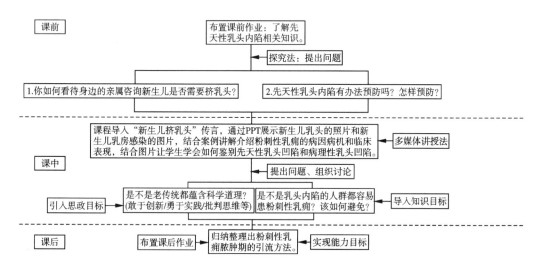

三、教学效果

(一)教学目标达成度

1. 本案例通过对"新生儿挤乳头"传统陋习的客观认识,启发学生对于一些不科学、不合理的旧习俗、旧观念要主动摒弃,避免盲从,要学会批判思维,学会用客观的态度及科学的方法去认识问题、解决问题。

2. 注重思政目标与知识目标的有机结合,满足了学生对粉刺性乳痈病因病机的认识,提高了学生获取知识的兴趣,降低了学生对知识要点的记忆难度。

(二)案例反思

教学过程中,教师应关注学生的反应及参与度,评估思政案例内容、案例引入的时机及形式等是否适当,是否有不合时宜及生搬硬套等需要纠正的情况。教学结束后,教师应通过学生主观评价及课后作业完成的情况,评估是否达到教学目标。教师应对教学情况进行合理性反思,总结教学内容与方式方法的优势与不足,总结学生的参与和接受程度,不断总结提升教学效果。

(三)学生反馈

学生通过课前查阅资料并预习相关教学内容知识点,课堂气氛热情活跃,与老师互动积极主动,学习兴趣显著提高,对粉刺性乳痈病因病机知识点熟练掌握。通过课后交流,学生对粉刺性乳痈的病因病机认识充分,注重对待事物有科学的认识和客观的态度。

案例四 乳疬教学案例

一、案例

(一)案例介绍

近年来,男性乳腺发育患者有所增多,《中国居民营养与慢性病状况报告(2020年)》显示,我国已有超过50%的成年人和20%的学龄儿童超重或肥胖。这样的人群营养状态也导致了男性乳腺发育患者的不断增多,由此导致的患者心理、社会问题也就随之而来。男性乳腺发育症主要以男性乳房发育肥大为主要表现。对于多数患者来说,男性乳房发育是由于体内雌激素和雄激素水平失衡所导致的,而最常见的引发激素水平失衡的原因就是肥胖。患者的乳房如女性一样发育隆起,虽然是一种良性疾病,但其女性化的外观往往引起社交恐惧、抑郁等一系列社会心理问题,严重影响患者的身心健康。

(二)案例所反映的知识内容

1. **乳疬的定义及发病特点** 乳疬是指男女儿童或中老年男性在乳晕部出现的疼痛性结块。其临床特点是乳晕中央有扁圆形肿块,质地中等,有轻压痛。

2. **乳疬的发病原因** 西医学认为,本病与性激素代谢有关,由于体内雌激素和雄激素水平失衡所导致的,而最常见的引发激素水平失衡的原因就是肥胖。

二、教学设计与实施过程

(一)思政理念分析

《中国居民营养与慢性病状况报告(2020年)》显示,我国已有超过50%的成年人和20%的学龄儿童超重或肥胖。学生了解肥胖的现状及成因、危害,注重培养健康的饮食生活方式,避免肥胖。

(二)教学方法

1. PBL教学法 课前布置作业,预习"乳病"章节内容,整理"肥胖症"有关知识,提出需要解决的问题。

2. 讨论法 引导学生在深入思考的基础上进行讨论:中医药治疗乳病的优势和不足分别是什么,既激发中医自信,又激发职业责任感。找出乳病的现代医学观点和中医药研究进展。鼓励学生以辩论分组的形式讨论。通过正反方辩论,加深对这一章节知识点的理解和掌握。

(三)教学活动设计

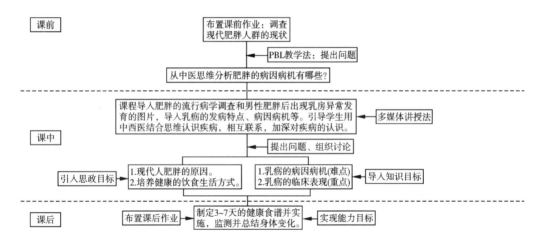

三、教学效果

(一)教学目标达成度

1. 本案例通过对肥胖症现状的调查研究,引导学生关注肥胖的危害,注重养成健康的饮食生活方式,避免肥胖。

2. 注重思政目标与知识目标的有机结合,满足了学生对乳病病因病机的认识,提高了学生获取知识的兴趣,降低了学生对知识要点的记忆难度。

(二)案例反思

教学过程中,教师应关注学生的反应及参与度,评估思政案例内容、案例引入的时机及形式等是否适当,是否有不合时宜及生搬硬套等需要纠正的情况。教学结束后,教师应通过学生主观评价及课后作业完成的情况,评估是否达到教学目标。教师应对教学情况进行合理性反思,总结教学内容与方式方法的优势与不足,评估学生的参与和接受程度,不断提升教学效果。

（三）学生反馈

学生通过课前查阅资料并预习相关教学内容知识点,课堂气氛热情活跃,与老师互动积极主动,学习兴趣显著提高,对乳病知识点熟练掌握。通过课后交流,学生对乳病的病因病机认识充分,注重养成健康的饮食及生活方式。

案例五 乳岩教学案例

一、案例

（一）案例介绍

邱某因乳房部肿物至 A 医院行左乳结节微创旋切术+右乳病变导管切除术。术前诊断为:右侧乳腺癌(待排)。A 医院病理科医师将切片送至 C 机构会诊,误将右侧写成左侧,导致诊断写为:左乳导管原位癌。邱某持病理会诊结果后改为 B 医院手术,B 医院主刀医生据病理会诊结果施术,麻醉前患者提出疑问仍坚持麻醉,未进行三方核对,最终误切左侧乳房,酿成医疗事故。

（二）案例所反映的知识内容

乳岩的治疗方法:手术仍是乳腺癌治疗的首选方法,近年来手术范围渐趋缩小,从右乳患癌左乳被切事件中,让学生了解乳腺癌的治疗方法之一。

二、教学设计与实施过程

（一）思政理念分析

以"右乳患癌左乳被切"事件为切入点,树立学生治学严谨的态度,工作中认真负责、敬畏生命的作风。"右乳患癌左乳被切"事件揭示了三方面的现象:书写医疗文书粗心大意、手术流程执行不到位、责任心缺失。通过分析事故原因,学生明白乳腺疾病诊疗中的工作重点,在今后的从医工作中应该杜绝粗心大意、责任心不强、不按流程操作等错误行为,激发学生的学习热情以及医生的正义感和责任使命感。

（二）教学方法

1. PBL 教学法　课前布置作业,预习"乳岩"章节内容,了解"右乳患癌左乳被切"事件过程,提出导致问题的原因。

2. 场景模拟法　根据"右乳患癌左乳被切"事件中所出现的角色,学生自愿参加扮演角色,重演事件经过,活跃课堂气氛,帮助学生回顾事件的相互关联,并引导学生提出新的问题。

3. 讨论法　从该事件思考在乳腺疾病章节学习中哪些是重点？乳腺科医师工作中应如何避免减少差错或事故发生？

（三）教学活动设计

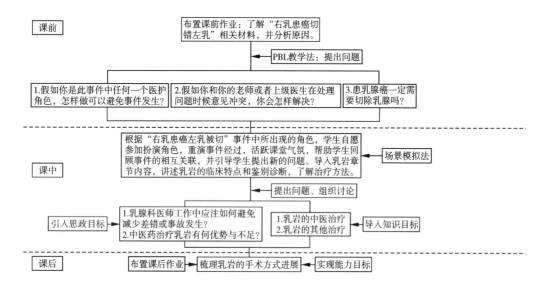

三、教学效果

（一）教学目标达成度

1. 通过场景再现，学生参与到课堂教学中，教学形式生动，课堂气氛活跃，学生切身体会到由于医生错误导致的医疗事故对患者造成的伤害，激发学生爱岗敬业的责任感，对生命的敬畏之心。

2. 课后让学生复习本节课的重点，通过相关书籍的查阅及文献检索，了解乳腺癌的手术方式，各种手术方式的适应证和禁忌证，并思考优秀乳腺医师应具有的能力和品质。这有助于实现课前、课中、课后时段全覆盖，专业知识、思政教育、能力培养全覆盖，既有广度又有深度。

（二）案例反思

教学过程中，教师应关注学生的反应及参与度，评估思政案例内容、案例引入的时机及形式等是否适当，是否有不合时宜及生搬硬套等需要纠正的情况。教学结束后，教师应通过学生主观评价及课后作业完成的情况，评估是否达到教学目标。教师应对教学情况进行合理性反思，总结教学内容与方式方法的优势与不足，总结学生的参与和接受程度，不断总结提升教学效果。

（三）学生反馈

学生通过课前查阅资料并预习相关教学内容知识点，课堂气氛热情活跃，与老师互动积极主动，学习兴趣显著提高，对乳岩知识点熟练掌握。通过课后交流，学生对乳岩的治疗认识充分，学生换位思考，培养对生命和健康的责任心，具有行业正义感和责任感。

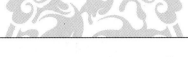

第七章 瘿 病

瘿是颈前结喉两侧肿块性疾病的总称,相当于西医学的甲状腺疾病。刘熙《释名》曰:"瘿,婴也,在颈婴喉也。"其特点是颈前结喉处或为漫肿,或为结块,可随吞咽动作上下移动。在古代文献中按脏腑归属有五瘿之说:"坚硬不可移者曰石瘿,皮色不变者曰肉瘿,筋脉露结者曰筋瘿,赤脉交结者曰血瘿,随喜怒消长者曰气瘿"。目前我国有近2亿甲状腺疾病患者,且近年来发病率呈现快速上升的趋势,其中甲状腺结节是患病率最高的。我国甲状腺癌同样增长迅速,其中城市显著高于农村,东部地区高于中西部地区。2022年中国癌症中心发布的最新研究显示,我国甲状腺癌的发病率逐年上升,已跃升为我国发病率第七位的常见癌症。许多甲状腺疾病症状隐匿,缺乏特异性,导致公众对该疾病的知晓率偏低、整体规范治疗率不足,从而延误治疗甚至误诊。为了增强全球居民的甲状腺健康意识,提升甲状腺健康知识宣传活动,国际甲状腺联盟将每年的5月25日为世界甲状腺日,5月25日所在的一周是"国际甲状腺知识宣传周"。本课程旨在通过思政教学,帮助学生认识和掌握瘿病知识要点,提高医学科普素养,提升服务人民的社会责任感。

一、教学目标

1. 知识目标 掌握瘿病的分类、临床表现、诊断和治疗等方面的知识。
2. 能力目标 培养学生科普素养,提高其临床胜任力和职业素养。
3. 思政目标 融入家国情怀、传统文化、科学精神、个人素养等思政内容。

二、相关知识板块的思政元素分析

(一)家国情怀

结合我国甲状腺疾病患者数量庞大以及发病率上升的趋势,引导学生关注国民健康,提升科普宣传意识。通过学习甲状腺疾病知识,提高学生对公共卫生问题的认识,激发他们为服务国家和人民的社会责任感。

(二)传统文化

通过讲解古代文献中关于瘿病的论述,让学生了解中医传统文化的博大精深,增强中医文化自信。同时引导学生将西方医学知识和中医理论相结合,取之精华,为中医药传承和发展贡献力量。

（三）科学精神

通过文献学习瘿病诊治的发展历程,强调科学研究在医学发展中的重要性。引导学生遵循科学方法,敢于质疑、勇于创新,以开放包容、求真务实的科研精神,学习和提高甲状腺疾病的防治水平。

（四）个人素养

"木有瘿,石有晕……皆物之病也"。瘿木以病态之美来取悦他人,根源不在于物体本身,而是在于人的审美心态。作为当代大学生需要慎思明辨,培养正确的审美观和价值观,树立正确的人生目标。

案例　瘿病教学案例

一、案例

（一）案例介绍

苏东坡有文《答李端叔书》曰:"木有瘿,石有晕,犀有通,以取妍于人,皆物之病也。"树木之"瘿"简称瘿木,亦称影木,它不是某种树木的代名词,而是泛指所有长有结疤的树木。《博物要览》载:"影木产四川溪涧,树身及枝叶如楠……木理多节,缩蹙成山水人物鸟兽之纹。"树木结疤也称为"瘿结",生在树腰或树根处,是树木病态增生的结果。因此"瘿"字的含义包含了树木等异常增生和人之甲状腺疾病相似的病状。

"瘿"字最早来源于"婴",刘熙《释名》载:"瘿,婴也,谓婴之病状,有如贝壳编成之圈,佩于颈也"。病在于系婴之处,即颈前部,所以加病旁而成"瘿"字,以作为病名。《释名·释疾病》中言:"瘿,婴也,在颈婴喉也",历代文献均指出瘿病部位位于颈咽喉部,与现在甲状腺疾病的部位类似,因此"瘿"字意指甲状腺疾病。历代医家多从病因、病位和症状方面对瘿病进行分类。《诸病源候论》载有三种瘿,血瘿、息肉瘿、气瘿。《千金要方》以瘿病病因为依据提出"石瘿、气瘿、劳瘿、土瘿、忧瘿"五瘿。《三因极一病证方论·瘿瘤证治》以疾病局部症状的不同为依据,明确提出"五瘿"之说:"年数较远,浸大浸长,坚硬不可移者,名之石瘿;皮色不变者名之肉瘿;筋脉露结者名之筋瘿;赤脉交结者名之血瘿;随忧愁消长者名之气瘿"。

西方医学对于瘿病的关注:2007年9月甲状腺国际联盟的成员为了增强全球居民的甲状腺健康意识,决定选定5月25日为"世界甲状腺日",并于2009年将5月25日所在的一周称为"国际甲状腺知识宣传周"。为了提高全球居民对甲状腺疾病的认知程度,每年都会开展不同的主题活动:2009年第一届宣传主题"认识甲减的病因与症状",2010年第二届宣传主题"怀孕/儿童",2011年第三届宣传主题"甲状腺结节与肿大",2012年第四届宣传主题"甲状腺和心脏"及"碘缺乏",2013年第五届宣传主题"甲状腺结节与甲状腺癌——正确看待、规范诊治",2014 年第六届宣传主题"参加孕前优生检查、关注女性甲状腺健康",2015 年第七届宣传主题"认识甲减的病因与症状",2016 年第八届宣传主题"健康备孕 你查甲状腺了吗",2017 年第九届宣传主题"其实不怪你,查查甲状腺",2018 年第十届宣传主题"关注甲状腺,轻松迎好孕",2019 年第十一届宣传主题"认清甲状腺疾病的不同面目",2020 年第十二届宣传主题"甲状腺疾病合理用药",2021 年第十三届宣传主题"识别百变甲亢,构筑健康人生",2022 年第十四届宣传主题"呵护甲状腺,关爱女性健康",2023 年第十五届宣传主题是"守护甲状腺,提升她力量"。

（二）案例所反映的知识内容

1.瘿的中西医病名对照 临床上气瘿（单纯性甲状腺肿）、肉瘿（甲状腺腺瘤）、石瘿（甲状腺癌）仍较常见,而血瘿（颈部血管瘤、颈部动脉体瘤）与筋瘿（因甲状腺压迫深部静脉引起颈部浅表静脉扩张的并发症）与现代医学甲状腺疾病的分类已不相符。古代文献无瘿痈病名,因其具有红肿热痛等阳证疮疡的特点,与西医学的亚急性甲状腺炎相对应而定名。桥本甲状腺炎尚未归纳在上述瘿病分类之中。

2.瘿的病因病机 中医学认为甲状腺的正常生理机能与人体脏腑、经络、气血息息相关,其生理功能与人体生长、发育、生殖包括女子经带胎产、男子正常生育功能相关。瘿病的病因与情志失调、水土因素、禀赋遗传、外感六淫等有关。在致病因素的作用下,导致脏腑经络功能失调,气滞、血瘀、痰凝结于颈部是其主要病机。现代医学研究发现,甲状腺是人体最大的内分泌腺,参与体内多种激素的分泌,与人体呼吸系统、运动系统、消化系统等皆密切相关。

3."木有瘿,石有晕,贝有珠" 看似美丽的表象下隐藏的是种病态,诸如甲亢患者可能表现出多食消瘦的体征,反被不知情者心生羡慕。临床上许多甲状腺疾病症状隐匿,缺乏特异性,导致公众对该疾病的知晓率偏低,从而延误治疗甚至误诊。从历届国际甲状腺知识宣传周的宣传主题,可以深入了解甲状腺疾病的好发人群、临床表现和中西医治疗方法,杜绝过度医疗"一刀切"。

二、教学设计与实施过程

（一）思政理念分析

1.中医药的可持续发展离不开继承与创新,继承是创新的前提,创新是继承的目标。本案例对历代关于瘿病的文献复习,有助于帮助学生坚定中医信仰,了解当前阶段中医药诊治甲状腺疾病之现状,对继承和发展中医药特色治疗、弘扬中医药养生预防保健具有非常重要的意义。在西方医学高度发展的背景下,中医药依然保持着旺盛的生命力,这源于中医药在防治瘿病方面的独特优势,以及其在人民群众健康保障中的重要作用。本案例重在搜集和整理历代医家诊治瘿病的经验总结,帮助学生了解当前中医药治疗甲状腺疾病的现状,以便更好地发扬防治结合的中医药理念。通过对历代医家诊治瘿病经验的学习,学生可以深入理解中医药在甲状腺疾病防治方面的独特优势,进一步探索中医药的治疗规律和预防措施。

2."木有瘿,石有晕,犀有通……皆物之病也"。瘿木以自然的病态来取悦他人,令人觉得它们美丽,但这一种美的根源不在于物体本身,而是在于人的审美心态。作为当代大学生,需要培养正确的审美观和价值观,才能在日益复杂的社会环境中明辨是非,树立正确的人生目标。审美观和价值观的培养并非一蹴而就,而是需要在日常生活和学习中不断积累、反思和调整。首先,在学术领域大学生应当深入涉猎各类学科知识,拓宽视野,这将有助于个体在面对美与丑、真与假等问题时,具备更加深刻地认识和独立思考的能力。其次,在人际交往中,大学生要学会尊重他人,包容差异。人际关系的和谐相处,有助于形成良好的社会氛围,也是个人审美观和价值观的体现。与此同时,大学生要关注社会热点问题,关心国家大事,树立正确的道德观念和公民意识,在面对社会不公和不道德行为时,敢于站出来,维护正义,传播正能量。

（二）教学方法

1. 案例教学法 以"国际甲状腺知识宣传周"为课程导入,通过历届宣传周不同主题,引导学生探讨瘿病的病因、病机、诊断和治疗方法,从而提高其对甲状腺疾病的认识和中西医诊治能力。

2. 讨论教学法 针对"国际甲状腺知识宣传周"中的宣传主题,结合中医古代文献所述,组织学生进行小组讨论,激发学生的学习兴趣,提高其团队合作和沟通交流能力。在讨论中,教师适时引导,帮助学生梳理知识点,加深对瘿病认识。

3. 情景模拟教学法 模拟临床诊治过程,结合临床实际案例,进行诊疗规范和沟通交流。通过情景模拟,培养学生临床诊疗能力和医患沟通技巧,使其更好地了解患者的需求,杜绝过度医疗,提高医疗服务质量。

（三）教学活动设计

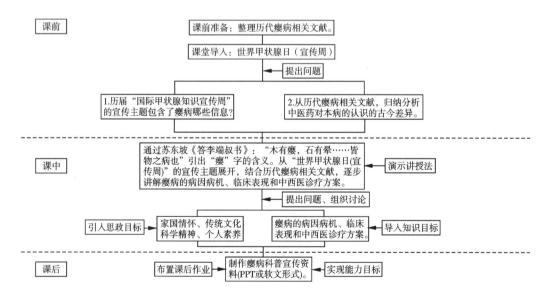

三、教学效果

(一)教学目标达成度

本案例教学目标大尺度达成度较高,学生对甲状腺疾病的认知、诊断和治疗能力得到明显提升。通过案例教学、课堂讨论和情景模拟教学等多种教学方法,引导学生深入探讨甲状腺疾病的病因、病机、临床表现和中西医治疗方法,提高了学生的学习兴趣和主动学习能力。

本案例思政教育内容丰富,既有对中医药事业的传承与创新,也有对大学生审美观和价值观的培养。通过学习,学生对中医药治疗甲状腺疾病的优势有了更深刻的认识,同时培养了正确的审美观和价值观,有助于他们在今后的学习和工作中树立正确的人生目标。

(二)案例反思

随着医学技术的不断发展,中西医结合在甲状腺疾病治疗领域取得了显著成果。作为新时代的医学人才,应当坚定中医信仰,积极探索瘿病中西医结合的治疗方法,为人民群众的健康事业贡献自己的力量。本案例通过关注社会热点话题"世界甲状腺日(宣传周)"和中医历代文献相结合,坚定了学生的中医文化信仰,并且不断更新的"国际甲状腺知识宣传周"主题活动也能激发学生提高医学科普能力,主动参与服务社会的热情,逐步成为具有高度社会责任感和创新精神的医学人才。在今后的教学工作中,需要持续更新中西医结合的最新诊疗理念,以便不断提升学生的临床胜任力。

(三)学生反馈

学生们对本案例教学给予了积极的反馈,他们认为这种教学方式既提高了他们对甲状腺疾病的认识和诊治能力,也培养了正确的审美观和价值观。他们表示,通过案例分析和讨论,自己对中医药治疗甲状腺疾病的优势有了更加深入地理解,同时也明确了自己在未来医学道路上的责任与使命。此外,学生们还表示,通过情景模拟教学,他们的临床诊疗能力和医患沟通技巧得到了锻炼和提高,有利于他们在今后的学习和工作中更好地为患者提供高质量的医疗服务。

第八章　瘤、岩

瘤是瘀血、痰滞、浊气停留于机体组织间而产生的结块。其临床特点是局限性肿块，多生于体表，发展缓慢，一般没有自觉症状。关于瘤的名称很多，《灵枢》中有筋瘤、肠瘤、脊瘤、肉瘤等。其中内脏肿瘤，后世文献多归属于癥瘕范畴。生于体表的肿瘤，《医宗金鉴·外科心法要诀》分为六种，分别是气瘤、血瘤、筋瘤、肉瘤、骨瘤、脂瘤。相当于西医学的部分体表良性肿瘤。

岩是发生于体表的恶性肿物的统称，为外科疾病中最凶险者。因其质地坚硬，表面凹凸不平，形如岩石而得名。古代的"岩""嵒""巖"等字义与"癌"相通。《疡科心得集》中将"舌菌""乳岩""失荣""肾岩翻花"称之为外科"四大绝症"。其临床特点是多发于中老年人，局部肿块坚硬，高低不平，皮色不变，推之不移，溃烂后如翻花石榴，色紫恶臭，疼痛剧烈，难以治愈，预后不良。

瘤和岩位于体表便于被早期诊断，中医药在该领域的临床治疗和科学研究中均发挥了重要作用。对于瘤岩的治疗，中医则更加注重综合治疗和个体化治疗相结合。除了传统的手术、放疗、化疗等方法外，中医还采用中药内服、外敷等多种方法。此外，中医还注重患者的心理疏导和人文关怀，减轻患者的心理压力、增强患者的信心。中医药在治疗瘤和岩方面都具有重要的地位和作用。因此在教学过程中，不但要讲授中医药基础理论和基本技能，更需要融入育人目标，让学生在获得知识的过程中实现情感的升华。

一、教学目标

1. 知识目标　掌握血瘤的诊断及辨证论治，血瘤生长类型、体积大小、部位深浅与治疗方法及预后的差别。

2. 能力目标　掌握瘤和岩的外科手术方法。

3. 思政目标　融入家国情怀、社会责任、科学精神、人文关怀等思政内容。

二、相关知识板块的思政元素分析

（一）科学精神

将教材、中医经典古籍和血瘤相关西医临床指南相结合，通过文献的整理和分析，培养学生批判性思维、严谨治学、开放包容的科学精神,坚定中医自信和发扬传承中医药事业的责任担当。

(二)家国情怀

血瘤的发病多见于婴幼儿,面颈部见。患儿常常因容貌异常产生严重的自卑心理,不能融入正常的社会生活。从事婴幼儿血管瘤的治疗工作更是一项公益事业,需要医务人员不断学习、勇于创新,时刻牢记服务人民的社会责任和使命担当。

(三)个人修养

解读血管瘤相关中医古籍和西医文献,我们不难发现在这个治疗领域,西医的治疗理念更加符合临床需要。这需要中医药工作者具有开放包容的科学精神,具有慎思明辨、博学审问的个人修养,对先进的治疗理念和诊疗手段不否定、不排斥,这样有利于解放思想、开阔视野,更好地实现中医药事业的传承和发展。

案例 血瘤教学案例

一、案例

(一)案例介绍

血瘤又名红丝瘤、胎瘤,中医历代医家关于本病病名的论述非常丰富。发病机制上,《医宗金鉴》曰:"婴儿初生红丝瘤,皮含血丝先天由,精中红丝肾伏火,相传患此终难瘳。"《疡医大全》:"胎瘤乃胎前孕妇积热,以致胞热,更兼血瘀结滞而成。多生头上及胸乳间,初如李核,渐大如馒,色紫微硬,漫肿不甚疼痛。"《医学纲目》记载:"中年来得一子,至一岁后,身生红丝瘤不救,后三四子至一二岁皆病瘤而死,敢问何也?……肾中伏火,精中多有红丝,以气相传,生子故有此疾,遇触而动,发于肌肉之间,俗名胎瘤是也。"临床表现上,《外科正宗》载:"血瘤者,微紫微红,软硬间杂,皮肤隐隐,缠若红丝,擦破血流,禁之不住。"清代顾世澄《疡医大全》曰:"红丝瘤一名胎瘤,发无定处,由小渐大,婴儿落草,或一二岁之间患之,瘤皮色红中含血丝,亦有自破者。血瘤,微紫微红,软硬间杂,皮肤隐隐,缠若丝缕色红,擦破血流,禁之不住。血瘤属心,皮肤缠隐红丝,软硬间杂。"《医宗金鉴》云:"婴儿初生红丝瘤,皮含血丝先天由,精中红丝肾伏火,相传患此终难瘳""微紫微红,软硬间杂,皮肤中隐隐若红丝纠缠,时时牵痛,误有触破,而血流不止者,名血瘤"。治疗上,《洞天奥旨》言:"血瘤者,以利刀割断,即用银烙匙烧红,一烙即止血,且不溃,不再生也。否则复出血瘤,一月如旧。"《外科心法要诀》载:"婴儿初生即有者,候过满月熟透,方可针之,放出赤豆汁或脓水汁,其肿即消。"

1982 年,John B. Mulliken 首次提出基于血管内皮细胞生物学特性的分类法,将传统的"血管瘤"重新分为血管瘤和脉管畸形,这一分类观点目前被医学界被广泛认同。婴儿血管瘤是指由胚胎期间的血管组织增生而形成的,以血管内皮细胞异常增生为特点,发生在皮肤和软组织的良性肿瘤,临床以头颈部最为多见,常被认为"胎记",其病因及来源尚不清楚。血管瘤最早期的皮损表现为充血性、擦伤样或毛细血管扩张性斑片。出生后

6个月为早期增殖期,瘤体迅速增殖。明显隆起皮肤表面,形成草莓样斑块或肿瘤,大小可达最终面积的80%。之后增殖变缓,6~9个月为晚期增殖期。目前西医治疗方法以局部外用和系统用药为主,辅以激光或局部注射等。为了尽可能减少医源性损伤,手术和介入为主的外科治疗只在非手术治疗无效或症状进行性加重时方考虑介入。这些观点都与中医认知不谋而合。

(二)案例所反映的知识内容

1. 定义 《中医外科学》教材中指出:"血瘤是指体表血络扩张,纵横交集而形成的肿瘤。本病相当于西医学的血管瘤,常见的有毛细血管瘤和海绵状血管瘤。"根据《血管瘤和脉管畸形的诊断及治疗指南》所述,这里的毛细血管瘤应属于婴幼儿血管瘤或先天性血管瘤的范围,海绵状血管瘤应属于脉管畸形的范畴。而所说的胎记应该属于毛细血管畸形,即葡萄酒色斑或鲜红斑痣的范畴。

2. 病因 《中医外科学》教材中指出:"肾伏虚火,两精相搏,以气相传,因禀受父母肾中之伏火可迫血结瘤。"《医宗金鉴》记载:"婴儿初生红丝瘤,皮含血丝先天由,精中红丝肾伏火。"《疡医大全》记载:"胎瘤乃胎前孕妇积热,以致胞热,更兼血瘀结滞而成。"《医学纲目》记载:"肾中伏火,精中多有红丝,以气相传,生子故有此疾,遇触而动,发于肌肉之间,俗名胎瘤是也。"这认为父母肾有伏火,与气相搏结传于子,发于肌肉为胎瘤。这与《血管瘤和脉管畸形的诊断及治疗指南》提出的胎盘起源假说如出一辙,提示胎盘与血管瘤形成的密切联系。

3. 临床表现 《中医外科学》教材中指出:"毛细血管瘤多在出生后1~2个月内出现,部分在5岁左右自行消失。多发生在颜面、颈部,可单发,也可多发。多数表现为皮肤红色丘疹或小的红斑,逐渐长大,界限清楚,大小不等,质软可被压缩,色泽鲜红或紫红,压之可退,抬手复原。海绵状血管瘤质地柔软似海绵,常呈局限性半球形或扁平高出皮面的隆起物,有很大的伸缩性,可因体位下垂而充盈,或随患肢抬高而缩小;瘤内可扪及颗粒状的静脉石硬结,外伤出血、继发感染后可形成慢性出血性溃疡。"这些知识内容与《血管瘤和脉管畸形的诊断及治疗指南》所述和中医古籍所载的"微紫微红""发无定处、由小渐大""擦破血流、禁之不住""若红丝纠缠、时时牵痛"这些临床表现也完全一致。

4. 治疗 中医古籍外治观点以针刺和烙法为主,《中医外科学》教材中指出:"瘤体局限者可行手术切除,治疗血管瘤的外用中药多为具有腐蚀性作用的药物。"但是根据《血管瘤和脉管畸形的诊断及治疗指南》我们可以看出"在非手术治疗无效或症状进行性加重时"应考虑包括手术和介入为主的外科治疗方法。其原因就是医生在考虑临床疗效的前提下,要兼顾患者的外观和功能需求,也就是血瘤的治疗原则应该是:能用药不用针,能用针不用刀。

二、教学设计与实施过程

(一)思政理念分析

1. 将教材、中医经典古籍和血瘤相关西医临床指南相结合,按照定义、病因、临床表现等内容进行横向对比,可以看出中西方医学领域对于本病的认识高度一致。通过文献的整理和分析,培养学生批判性思维、严谨治学、开放包容的科学精神,坚定中医自信和发扬传承中医药事业的责任担当。

2.血瘤的发病多见于婴幼儿,面颈部见。正如案例标题"本是瑶池天上仙,挥手捏霞半遮颜"所言,面部的高风险血管瘤不但可能危及患儿生命,常常更因容貌的异常影响到心理的变化。所以,从事婴幼儿血管瘤的治疗工作是造福苍生的公益事业,挽救的是一个家庭的希望、一个孩子的未来。这些都能激发学生的服务人民、勇于奉献的社会责任感。

3.从中医古籍文献、教材和《血管瘤和脉管畸形的诊断及治疗指南》相关内容进行比照,我们不难发现在血瘤的治疗领域,西医的治疗理念更加符合临床需要。这需要中医药工作者具有开放包容的科学精神,具有慎思明辨、博学审问的个人修养,对先进的治疗理念和诊疗手段不能排斥,不墨守成规,不断学习新技术和新方法,养成"中学为体、西学为用"的中西医结合临床思维习惯。这样有利于解放思想、开阔视野,更好地实现中医药事业的传承和发展。

(二)教学方法

1.PBL教学法 课前布置作业,整理"血瘤"中医经典古籍和最新的西医临床指南,提出需要解决的问题。

2.演示讲授法 通过血管瘤的图片、资料等导入课程,从婴幼儿时期到成人血管瘤展示了本病的危害性和早期治疗的迫切性,引发学生的同情心和探究欲。通过中医经典古籍所载内容和《血管瘤和脉管畸形的诊断及治疗指南》对照,以教材为依据逐步展开讲解血瘤的定义、病因病机、临床表现和诊断治疗。

3.课堂讨论 针对课前布置问题,让学生展开课堂讨论,探讨婴幼儿血管瘤如何规范治疗,中医药参与的时机和方法。

4.课堂总结 总结本节课的主要内容,强调血瘤的危害性和临床治疗的迫切性,鼓励学生积极参与婴幼儿血管瘤的科普宣传和治疗工作。

(三)教学活动设计

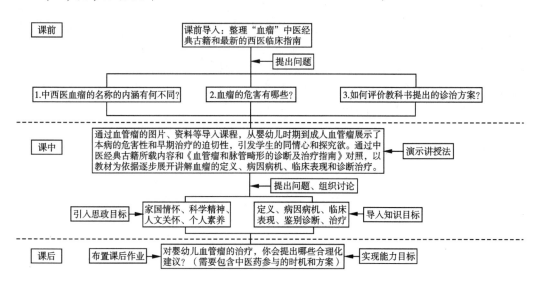

三、教学效果

(一)教学目标达成度

本案例课堂教学效果良好,实现了血管瘤教学大纲要求的知识目标、能力目标和育人目标。教师采用了多种教学方法,如讲解、演示、案例分析等,使学生能够更好地理解血管瘤的相关知识,课堂教师还注重与学生的互动,鼓励学生提出自己的问题和看法,从而激发学生的学习热情和主动性。在知识目标方面,本案例中的教师通过讲解和演示,让学生了解了血管瘤的病因、病理生理、临床表现、诊断和治疗等方面的知识,帮助学生构建了完整的知识体系。在能力目标方面,通过课前相关文献的搜集和整理,提升了检索、阅读和解读文献的能力,学生能够运用所学知识对具体的血管瘤案例进行分析,提高了学生的临床思维能力和实践能力。在育人目标方面,本案例中的教师结合知识点融入家国情怀、人文关怀等内容,坚定了中医信仰和专业使命感。

(二)案例反思

本节课的成功之处在于将中医经典文献和西医临床指南,结合思政理念融入教学中,通过对中西医文献的分析和讨论,激发了学生批判性思维、严谨治学、开放包容的科学精神,同时学习婴幼儿血管瘤触目惊心的图片也激发了学生的服务人民、勇于奉献的社会责任感。但在教学过程中也存在一些不足之处,例如在课堂讨论环节,由于对临床基础研究的知识缺乏,对西医文献的解读较为吃力,课堂讨论参与度不高,需要教师在后续教学中加强指导和调动学生的积极性。此外,在讲解一些知识点时,有些学生存在理解困难的情况,需要教师在后续教学中适当调整讲解方式和方法,帮助学生更好地理解和掌握本章节的知识难点和重点。

(三)学生反馈

通过课后调查,学生普遍反映本节课内容实用性强,能够解决临床实际问题,同时培养了他们的中西医结合的临床诊疗能力。学生认为本节课内容丰富,知识点讲解清晰,易于理解和记忆。本节课结合文献解读,让学生感受到了中医理论的博大精深,感受到了中医药文化的独特魅力,中医先贤对血瘤的病因阐释比现代西方理论早了几百年,坚定了自己中医信仰和传承信念。本次授课课堂氛围好,教师授课生动有趣,让学生更加投入学习中,对于血瘤的定义、病因病机、临床表现和诊断治疗等知识点讲解由浅入深,让学生对于本病有了更充分的理解。

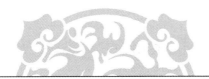

第九章　皮肤病及性传播疾病

发生于人体皮肤、黏膜及皮肤附属器的疾病统称为皮肤病。主要通过性接触、类似性行为及间接接触传播的一组传染性疾病称为性传播疾病,简称为"性病",古代中医也称为"花柳病"。中医皮肤病是中医外科重要的组成部分,其病种繁多,发病率高,容易复发,严重影响广大人民的生活质量。性病在近几十年中发病率持续升高,防治知识及性健康意识的普及和宣传也显得尤为重要。基于以上原因,皮肤性病学的中西医诊治在临床医疗学习中存在着不可或缺的价值,中医药也在这方面发挥着重要的作用。

一、教学目标

1. 知识目标　掌握各种皮肤病及性传播疾病的病因病机、诊断和中医辨证内外治法。

2. 能力目标　熟悉皮肤病及性传播疾病的中医外治操作方法。

3. 思政目标　融入政治认同、法治意识、人文关怀、传统文化等思政内容。

二、相关知识板块的思政元素分析

(一)人文关怀、传统文化

皮肤科存在很多慢性复发性损容性的疾病,除了躯体疾患,常常会导致抑郁等心理障碍,白癜风只是其一。因此在面对这些患者的时候,要从整体观出发,不但要针对疾病本身治疗,还要顾及精神心理方面。保护患者隐私,平等意识、尊重人格。

(二)政治认同、法治意识

我国是一个拥有 56 个民族的大家庭,各族人民之间没有语言、肤色、习俗、宗教信仰的区别,平等互爱。习近平总书记在第二次中央新疆工作座谈会上强调:"各民族要相互了解、相互尊重、相互包容、相互欣赏、相互学习、相互帮助,像石榴籽那样紧紧抱在一起。"中国共产党团结带领全国各族人民,坚持社会主义道路,为实现中华民族伟大复兴,共同团结奋斗、共同繁荣发展,让民族团结进步之花长盛不衰,凝聚起建设中国特色社会主义现代化的磅礴力量。

案例 皮肤科总论、维生素缺乏性皮肤病教学案例

一、案例

（一）案例介绍

有一类皮肤疾病是与维生素缺乏相关的，比如维生素 C 缺乏出现的坏血病，可出现皮下出血引起的紫癜样改变；还有维生素 B1 缺乏出现的糙皮病；维生素 A 缺乏出现的毛囊角化病等。但近 30 年来，这一类疾病在我国的发病率明显下降。这和我们餐桌上副食的增多有密不可分的关系，这背后的原因可能和政府长期扶植的"菜篮子工程"有关。

菜篮子工程是 1988 年我国为了缓解食品供应偏紧的矛盾，农业部提出的惠民工程。一期工程（1988—1993 年）建立了中央和地方的肉、蛋、奶、水产和蔬菜生产基地及良种繁育、饲料加工等服务体系，以保证居民一年四季都有新鲜蔬菜吃。二期工程（1995—1999 年）形成了区域供应链。三期工程（1999—2009 年）提高农产品安全性。四期工程（2010—2017 年）提高管理建设，提高农业技术。五期工程（2017 年至今）建设消费互联网加产业互联网。

截止 2016 年，全国共有 204 万个农业经营单位，农民合作社总数 179 万个，20 743 万农业经营户，其中，398 万规模农业经营户。全国共有 31 422 万农业生产经营人员。而 2015 年后我国蔬菜的人均消费量也稳居世界第一。虽然相较于韩国、日本，我国的人均 GDP 要有不小差距，但我国 2017 年的蔬菜人均消费量为 377.2 千克，日本 91.1 千克，韩国 197.1 千克。

我国膳食更丰富，也更平衡，很多与之相关的疾病发病率也低于发达国家。根据世界卫生组织的统计，韩国是全球胃癌发病率最高的国家，而中国只有其发病率的一半。细数改革开放以来，中国政府开展的民生工程还有很多——南水北调工程、西气东输工程、防沙育林工程、希望工程、覆盖西北地区雨水工程、基础设施建设工程、新农合、扶贫攻坚工程……每一项工程贯穿时间都以十年以上计，每一项工程都惠及千家万户。

（二）案例所反映的知识内容

1. 维生素缺乏可引起多种疾病，包括皮肤相关的糙皮病、烟酸缺乏症、毛囊角化病等。

2. 人民健康不是只有医学在维护，饮食的科学合理，及中医药食同源的重要思想也是中医学临床学生重视的内容。

3. 了解我国有关人民健康的惠民政策。

二、教学实施过程

（一）思政理念分析

1. 制度认同 相较于把供应都交给市场管理，我国社会主义市场经济存在一定优越

性。以"菜篮子工程"为例,从 1988 年开始,30 余年从国家层面建设全国大市场大流通格局,把各个蔬菜基地串联起来,形成一张覆盖全国的蔬菜供应网。2017 年时,中国人均蔬菜消耗量就已位列全球第一,远超美国、欧洲等发达国家和地区。而从中受益者主要是劳动人民,这和资本主义自由化市场是不同的。

2. 服务人民　中国共产党及人民政府,一直以服务人民为宗旨。搞好农副产品工作,不仅仅是让人民群众吃得好,过得好的事情。同时,这是一件能否贯彻党的群众路线的基本要求。而相较于某些国家只看经济数据,只要工业发展,不重视农业的实际情况相比,显得尤为可贵。

（二）教学方法

1. 演示讲授法　通过展示维生素缺乏疾病相关临床图片(糙皮病,口角炎,烟酸缺乏症,毛囊角化病等),再引出脂溶性及水溶性维生素的来源,通过我国和部分国家膳食范围的对比,最后阐述菜篮子工程与副食丰富之间的联系。

2. 讨论法　讨论食物在营养学及现代医学临床中的重要性,同时对比中医学中药食同源与此的异同。

3. 总结归纳法　通过讨论与讲述,总结中国政策与风俗习惯的特色是会影响到很多疾病的发病率及转归。

（三）教学活动设计

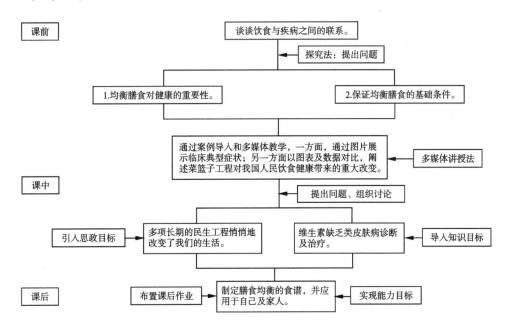

三、教学效果

（一）教学目标达成度

1. 对多种维生素缺乏可出现的皮肤疾病有所了解,可以识别此类疾病典型的皮肤损害表现,并能通过改变食物种类或补充相关维生素来治疗。

2.注重思政目标与知识目标的有机结合,让同学们意识到临床医学与日常生活的联系。

3.扩展知识视野,引导学生关注社会活动,关注时事政治。

(二)案例反思

人民生活的幸福感和祖国的强大密不可分,我们之所以有如今的幸福生活与国家的长治久安有重要关系。祖国人民的健康不止是医疗系统的职责,在食物供应、社区保障、治安维护等方面,许多人都在辛苦付出。医务人员切莫居功自傲将人民健康仅仅归功于医疗救治,时刻保持谦虚谨慎,谨记为服务人民的宗旨。

(三)学生反馈

大家最容易忽视的往往是习以为常的事情,但将事实逐渐呈现,让大家了解在平淡的生活中还有如此不平凡的事情。结合疾病流行病学背景,包含一些民俗认识与专业知识的反差,比如"上火"和维生素缺乏症状的异同,深入浅出地讲解疾病及营养学之间的联系,以及人民健康与社会发展的关系。课堂气氛活跃,扩展知识和思维的同时学习专业知识。

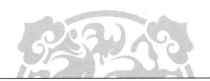

第十章 肛肠疾病

肛肠疾病是指一切与肛门直肠有关的一系列疾病。常见的有痔、肛隐窝炎、肛漏、肛痈、肛裂、脱肛、息肉痔、锁肛痔等。祖国医学统称痔瘘、痔疮。中医肛肠科具有悠久的历史和独特的优势,辨证治疗、中药外用、中医特色手术方式及中医特色术后治疗都有独特的优势。本课程旨在通过思政教学,帮助学生坚定文化信仰和提升职业素养,帮助学生认识和掌握肛肠疾病知识要点,增强其疾病防治意识和科研创新能力,为未来的医学事业做出贡献。

一、教学目标

1. 知识目标　掌握肛肠疾病的定义、病因、临床表现、诊断和治疗等方面的知识。

2. 能力目标　培养学生具备分析、判断和解决问题的能力,掌握中医特色治疗方法及中医特色手术治疗等。

3. 思政目标　融入医学生关注健康、提高中医自信、科学精神、批判与创新思维等思政内容。

二、相关知识板块的思政元素分析

(一)文化素养

通过探究肛肠历史渊源,丰富了医学文献记载;讲解中医诊疗肛肠疾病的科学性、实用性和优越性,探讨中医和西医在治疗痛风上的优势和不足,临床治疗需要充分发挥中西医结合的诊治思路,培养学生的中医文化自信和民族自豪感。

(二)职业道德

培养学生树立健康观念,使学生充分认识自己的职业责任和使命担当,以更饱满的热情投入学习中,刻苦勤奋,将来投身于保障人民健康的事业中。

(三)科学精神

通过肛肠疾病治疗和演变,学生感悟到现代医学快速发展离不开一代代科技工作者的不断努力,深切体会科研能力是医学生必备技能之一,从而激发学生的科研意识和探索精神,更鼓励他们为中医药事业的批判继承和创新发展做出不懈努力。

案例一　肛痈教学案例

一、案例

(一)案例介绍

《中医外科学》(全国中医药行业高等教育"十四五"规划教材)给出肛痈的定义:是肛管直肠周围间隙发生急、慢性感染而形成脓肿。查阅文献,最早的相关记载可追溯到《黄帝内经》中"赤施"一说,书中《灵枢·痈疽》篇曰"发于尻,名曰锐疽……发于股阴,名曰赤施",最早对肛门会阴部痈病有了记载,但没有直接使用肛痈这一名词,直到明清,肛门痈、悬痈更多描述出现在书中,陈实功《外科正宗》中曰"夫悬痈者……此穴在于谷道之前,阴器之后,又谓海底穴也";《杂病源流犀烛》中亦曰"七曰肛内痈,俗名盘肛痈",指出此痈发于肛门口部位,因而命名为"盘肛痈"。按中医外科疾病命名原则归属于以发病部位命名。肛痈记载如悬痈、脏毒、涌泉疽、坐马痈、骑马痈,上马痈、下马痈等,多是以部位命名。

古人如何以部位命名肛痈,如《古方汇精》中若生于谷道前、阴囊后,名骑马痈;清代许克昌及毕法《外科证治全书》中更详细地从发病部位角度系统地论述肛痈,如将发于臀部的痈疽称为"臀疽"或"坐板疮",发于"中尾骨尖"处者称为"鹳口疽",发于"尻骨前肛门后"者称为"涌泉疽",发于"肛门两旁"者称为"脏毒",发于"肛门前阴根后中间"者称为"偷粪鼠",若"溃经走泄"则称为"海底漏"。

发于"尻骨高骨略上"者称为"坐马痈",发于"左臀下折纹中"者称为"下马痈",发于"右臀下折纹中"者称为"上马痈"等命名细化了不同部位肛痈的病名。这种方法结合了生产生活方式和形成痈的部位来命名了肛痈,同今时今日肛周脓肿分类以肛周不同间隙命名有着异曲同工之妙。

部分以病因病机命名,明代龚廷贤《万病回春》中云"便毒,一名跨马痈,此奇经冲任为病,而痈见于厥阴经之分野。其经少血,又名血疝"。肠道细菌粪屑聚于肛门隐窝之中,阴部厥阴静脉血少,而易发病。病因病机也与现代西医病因病机不谋而合。

(二)案例所反映的知识内容

本案例反映了中医学对于肛痈(即西医学中的肛周脓肿)的认识,病名探索过程中,病因病机命名可以提示西医学中关于本病的认识,并延伸得知疾病多继发于肛隐窝感染疾病,同时在溃后形成肛漏;病位可以与发病肛周间隙相呼应,理解西医学中,不同间隙可能对应局部和全身症状;这些都反映了中医对于肛痈病因病机有着深刻理解,即使认为解剖学这个中医薄弱环节,也都有着特殊的理解。通过结合中医先贤对肛痈认识与现代医学相结合,增强中医自信自豪感,重视中医传承,学习中医理念和中医特色治疗,通过与最新医学知识结合,将中医特色发挥到治疗中去,肛痈符合痈病特点,对痈病的辨证治疗能完美地在肛痈治疗中得到复刻,强调中医思维,引导学生即使外科病或者外科治法也要遵循辨证论治。

二、教学设计与实施过程

(一)思政理念分析

该思政案例以中医外科中的肛痈命名溯源为主题,通过对于古代文献的解读和整理,引导学生探究中医外科疾病命名之源流,理解中医文化深厚底蕴和古代医家智慧结晶。在案例中学生可以了解到中医学对于肛痈的认识和命名的发展历程,同时也可以掌握肛痈的临床特点和治疗方法。通过学习中医对疾病认识,可以体现出中医学在现代医学体系中的不可替代作用,整体的病因病机认识到辨证论治不同证的不同治疗方式,包括外科治疗也体现辨证思维。在教学设计方面,教师可以根据学生的实际情况和需求,制定相应的教学计划和方案。例如,教师可以安排学生分组合作,通过查阅文献、整理资料、制作 PPT 等方式进行探究学习,培养团队协作能力。同时,教师也可以通过课堂讲解、案例分析、课堂讨论等方式,帮助学生更好地掌握相关知识和技能。

1. 中医自信　中医文化源远流长,具有独特的理论体系和治疗方法。我们应该积极传承和发扬中医文化,加强对中医理论和技术的深入研究,提高中医的学术水平和临床能力。

2. 批判性思维　自学过程中,中医与西医有很多观点相似,但又各具特色,如何取长补短,中医和西医相互配合、相互借鉴,我们应该积极推进中西医结合,发挥中医和西医各自的优势,提高临床治疗效果。

(二)教学方法

1. 课前探究　培养学生的团队协作能力和自主探究能力。课前教师可以安排学生先进行文献查阅和整理,了解肛痈的基本概念。教师可以引导学生深入探究肛痈命名和释义。在这个过程中,教师可以安排学生组织讨论,鼓励学生发表自己的理解和观点,引导学生比较分析和归纳演绎的能力。

2. 课堂讲授　通过案例导入和多媒体教学,帮助学生进一步理解肛痈的定义,教师围绕经典文献讲解肛痈的临床表现、诊断和治疗方法等知识内容。授课过程可以围绕中医经典文献并结合西医学对该病的认识进行讨论,培养中西医结合治疗的思维模式,和中医辨证论治这一治疗疾病的基本原则。

3. 讨论法　通过对比中医西医内容,讨论中医西医对肛痈的认识有何共同之处,又存在哪些差异? 中医学和西医学在认识和治疗中各有何优势及不足之处? 如何将二者优势互补从而更好地服务患者。

（三）教学活动设计

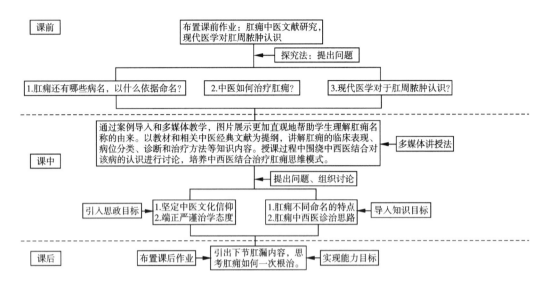

三、教学效果

（一）教学目标达成度

从实际的教学效果来看，该思政案例实现了预期教学目标。通过课前学习、查阅资料和课堂中交流讨论，发现学生对于肛痈的定义、病因掌握情况较好，并能对枯燥的肛周解剖知识有一定认识，经过讲授对中医的辨证论治尤其是中医外科的辨证论治有了新的认识，增强了中医自信，表示能在今后学习工作中，在外科方向强化了中医理论自信。通过学生谈论过程，了解通过教学掌握本章节基础内容，还对下节肛漏相关内容有了理论基础，了解到肛痈和肛漏为同一疾病不同阶段，其西医病机和治疗包括了手术治疗有其共通之处，表现出较高的学习能力。通过讨论也强化了临床思维，和学习中的批判性思维，体现出医学生应有的严谨治学精神。该思政案例的教学目标达成度较高，学生的知识掌握、能力提升和素质培养情况都比较好。

（二）案例反思

本思政案例的教学过程中仍需要不断地反思和改进。首先，本案例设计教师需要有较强学情把控能力，学生需要有一定文献查阅能力有相关课程基础，同时教师课前需要分配任务，对查询文献内容有一定指向性，避免内容过于宽泛，浪费时间同时学生们学习内容差距较大，共同学习讨论时，效果差。学习讨论过程也要及时把控，围绕重点难点知识进行展开，同时及时做好总结归纳。其次，教师对教学方法掌控也尤为重要，把学生们知识串联分享，利用有限课时，把知识目标、技能目标及情感目标融入其中。本案例通过课前探究、课堂讲授、课堂讨论等多种教学设计和实践，深度挖掘中医经典文献与课程知识目标相互融合，探索出一种新的思政教学模式并取得良好的教学效果，具有一定的推广价值。

（三）学生反馈

本思政案例的教学过程中,学生的参与度高,有较强自学能力对于该思政案例的教学内容和效果表示满意。依托自身查询文献能力,学生掌握了疾病相关知识内容,同时通过中医文献内容对比延伸掌握了西医内容,在学习过程中承古拓新。讨论中西医各自优劣势,做到中西医优势互补,融会贯通,把现代医学进展为我所用同时,坚定了中医理论自信。并在学习过程中,学生提出了自己关于肛周间隙、内口位置及对应手术方式思考和疑问。

案例二 肛漏教学案例

一、案例

（一）案例介绍

《中医外科学》论述挂线法是采用普通丝线,或药制丝线,或纸裹药线,或橡皮筋线等挂断瘘管或窦道的治疗方法。其机理是利用挂线的紧箍作用,促使气血阻绝、肌肉坏死,最终达到切开的目的。挂线又能起到引流作用,分泌物和坏死组织液随挂线引流排出,从而保证引流通畅,防止发生感染。其适应于疮疡溃后,脓水不净,虽经内服、外敷等治疗无效而形成瘘管或窦道者;或疮口过深,或生于血络丛处而不宜采用切开手术者。

挂线法在肛肠疾病中有着广泛应用,特别在高位肛痈及肛漏、肛管直肠狭窄、排便障碍型便秘等肛肠科疑难疾病治疗中发挥着中医特色疗法的优势。其作用机制有慢性切割、异物刺激、引流和标志四大作用。挂线法成于明代,盛行于清代。当时在肛漏治疗中达世界领先水平,时至今日仍被沿用在肛漏治疗及多种复杂肛门疾病治疗之中。

明代《古今医统》中对挂线法机制进行阐述如下:"药线日下,肠肌随长。僻处既补,水逐线流"。挂线法的操作及挂线材质描述"用芫根煮线,挂破大肠,七十余日,方获全功";挂线法切割周期及肛漏疾病愈合周期及治愈率都进行详细描述"线落日期,在疮远近,或旬日半月,不出二旬"。这些均体现现今认识高度重合,其中疗效观察"线既过肛,如锤脱落,百治百中"更是对当今肛肠科医生的一种激励。

（二）案例所反映的知识内容

本案例反映了中医外科学对于挂线法应用于肛漏治疗作用机制及源流探索,挂线法在高位肛漏治疗具有中医治疗特色。肛漏也称肛管直肠瘘,高位肛漏分类依据1975年全国肛肠学术会议指定的以外括约肌深部为区分,肛漏疾病根治主要依赖手术治疗,外括约肌深部以下肛门括约肌一次切开多引起术后肛门功能异常;肛漏挂线疗法具有慢性切割、对肛门功能损伤较小等特点,适用于各种需要对肛门周围肌肉及黏膜切开的肛门疾病。

二、教学设计与实施过程

（一）思政理念分析

该思政案例以中医外科学中有特色的外治法挂线法为切入,课上观看挂线法在肛肠疾病中应用手术视频,了解挂线法操作。通过手术演示疾病肛漏,掌握肛漏病查体及可以用到的探针检查及亚甲蓝染色检查;课前查阅课本外肛漏不同分类方法,课上讨论肛漏不同分类方法优势和不足及在手术中适用挂线法的分类。

1.工匠精神　肛漏是肛周常见疾病,但高位肛漏及复杂肛漏的手术治疗往往伴随一定治疗难度。难度体现在保护肛门功能、彻底清除病灶及治愈率三者的权衡,医生利用现有检查及诊治技术,结合对肛漏病灶范围与肛周肌肉关系有精确认识,选择最合适治疗方式。对每一位患者都做到极致细节,任何一丝一毫的懈怠都可能成为治疗过程中的隐患。

2.传承创新　浩如烟海中医论著中,关于各种疾病和疾病治法有丰富记载,传承前人智慧,理解其中内涵应用于当下,并结合现代医学诊断和治疗技术,形成新的治疗方案。

(二)教学方法

1.课前总结　总结教材中挂线法相关内容,对总论中外治法的挂线法及上节肛痈病手术治疗一次性挂线法进行复习,同时结合肛肠疾病肛漏手术治疗中挂线法和《古今医统》有关挂线法论述和便秘相关章节手术治疗,学习挂线法应用范围、操作方法及可以延伸应用范围。对已学习相关知识内容和本节涉及内容做到温故知新。

2.课堂演示法　通过观看挂线法视频演示,及现场利用模型,做古代挂线法及新挂线法演示,同时演示不做挂线法直接切开造成不同结果,把书中操作步骤和蕴含原理通过操作演示更直观感受到,更直观掌握肛门周围肌肉切开在挂线法操作和不利用挂线法手术对肛门功能影响。

3.讨论法　讨论肛漏不同分类方式,借助讨论不同分类方式对手术认识再度回顾肛周局部解剖,加强肛漏手术治疗过程中对肛门功能保护的意识。

(三)教学活动设计

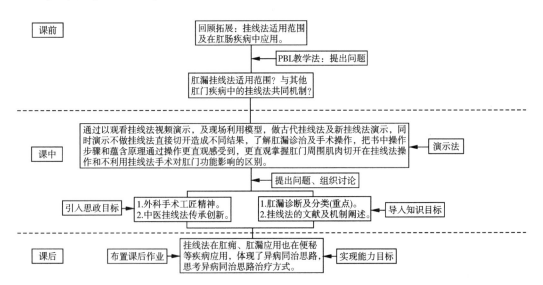

三、教学效果

(一)教学目标达成度

从实际的教学效果来看,该思政案例实现了预期教学目标。通过课前学习、联系前后不同章节内容和课堂中交流讨论,发现学生对于肛漏的定义、病因掌握情况较好,并能对枯燥的肛周解剖知识有一定认识。肛漏治疗离不开内口处理,肛漏治疗以手术为主,肛漏手术治疗也不能忽略肛门功能保护,掌握怎么做好肛漏分类和肛周局部解剖。现代医学有不同的手术方式而我们中医外科也有自己的挂线法可以在肛漏手术中起既治疗疾病又保护功能,对这一方法继承及改良既体现医学传承创新,也体现出医学生应有的严谨治学精神。该思政案例的教学目标达成度较高,学生的知识掌握、能力提升和素质培养情况都比较好。

(二)案例反思

本思政案例的教学过程中仍需要不断地反思和改进。首先,外科最吸引对外科感兴趣学生的是外科手术,部分不热衷外科手术的同学,可能存在学习兴趣不高;其次,对于学生的学习兴趣,教师也要有较强把控,手术视频展示和操作演示是生动展示治疗方式的手段,但理论学习更注重机制探究,不能因学生手术热情而重操作忽略机制阐述;最后本案挂线法,前后涉及内容较多且应用方式不同,现今肛肠专科挂线法为总论中挂线法和拖线法结合,授课中应有所归纳,做到各论和总论学习内容结合掌握。

(三)学生反馈

本思政案例的教学过程中,学生的参与度高。手术视频展示和操作演示使学习更生动;多个章节相关内容集中归纳学习,学习本节内容同时跟之前内容有很好结合,可以做到温故而知新。中医特色手术,机制清晰、操作简单、疗效优秀,被广泛应用在治疗之中,加强了对中医外科及中医外科手术的学习兴趣。

第十一章　泌尿男科生殖系疾病

中医外科学中泌尿、男科疾病的诊疗历史悠久，男性前阴各部与脏腑的关系包括以下几个方面：泌尿系统功能的外在表现，中医学称为溺窍；男生殖系统功能的外在表现，中医学称为精窍。精、溺二窍由肾所主，但与其他脏器的生理功能亦密切相关。《素问·上古天真论》载："肾者主水，受五脏六腑之精而藏之，故五脏盛乃能泻。"《证治汇补》曰："精之主宰在心，精之藏制在肾。"《素问·灵兰秘典论》说："膀胱者，州都之官，津液藏焉，气化则能出矣。"又说："三焦者，决渎之官，水道出焉。"《素问·经脉别论》云："饮入于胃，游溢精气，上输于脾，脾气散精，上归于肺，通调水道，下输膀胱。"由此可见，精与溺的生成和排泄均与五脏六腑有关。其功能如此，其形态（即前阴各部）亦与脏腑相关，《外科真诠》划分为：玉茎（阴茎）属肝；马口（尿道）属小肠；阴囊属肝；肾子（附睾、睾丸）属肾；子系（精索）属肝。随着社会不断发展，人民对于生活质量的追求不断增加，泌尿、男科疾病也越来越多受到大家关注，基于此，党和政府恪守"一切为了人民健康"的初心，高度重视中医药在泌尿男科生殖系疾病诊治中的重要作用，推动和引领中医泌尿男科生殖系疾病学科建设。在政策扶持、资金投入、人才培养等方面给予大力支持，促进了中医泌尿男科生殖系疾病学科的快速发展。同时，中医泌尿男科生殖系疾病学科也积极适应现代医学模式的变化，加强科研创新和临床实践，不断提升诊疗水平和服务能力。

一、教学目标

1. 知识目标　掌握泌尿男科生殖系疾病的病因病机、诊断和中医辨证内外治法。
2. 能力目标　熟悉泌尿男科生殖系疾病的外治手术操作方法。
3. 思政目标　融入家国情怀、科学精神、人文素养、职业道德等思政内容。

二、相关知识板块的思政元素分析

（一）家国情怀

CZ399 航班上两位医生面对突发状况，在缺乏医疗支援和急救设备的情况下毫不犹豫地站出来救治患者,充分体现出了"不忘救死扶伤之初心、牢记守卫健康之使命"的社会责任感。救治过程中医生强忍生理不适用口为患者吸出尿液,这种大无畏的牺牲奉献精神充分彰显了医者仁心的崇高境界。

（二）职业道德

CZ399航班上两位医生面对医疗设备严重不足的情况下,充分利用身边能够获得的现有资源,自制导尿设备为患者解除痛苦、化解危机,这体现了医生沉着冷静的心理素质和精湛高超的医疗技术。这些优秀品质的养成并非一朝一夕之功,而是在日常医疗实践中不断学习、钻研和积累。在关键时刻,这些扎实的医学知识和丰富的临床经验就成了医生应对突发状况的有力武器。

（三）科学精神

自河南中医药大学第一附属医院麻醉科室开展优质护理服务示范工程起,手术室就开展儿童手术人性化关怀服务了。这种博学、善思、明辨和敢为人先的工匠精神完全符合当下社会对医务工作者的要求和期盼。这种精神对于当代年轻人来说也同样非常重要,只有敢于尝试、勇于创新才能不断开拓新领域、取得新成就。

（四）传统文化

通过对中医经典文献的阅读和整理,培养团队协作能力,引导学生探究中医外科疾病命名之渊源,参悟中医文化深厚底蕴和古代医家智慧瑰宝。中医文化历经数千年的积淀,蕴含着丰富的哲学思想和人文精神,是中国传统文化的重要组成部分。在学习过程中,学生不仅掌握了专业知识,更深入了解了中医文化的博大精深,增强了对于中医文化的认同感和自豪感。

案例一 精癃教学案例

一、案例

（一）案例介绍

2019年11月19日,由广州飞往美国纽约的客机CZ399航班上出现惊险一幕。凌晨1:54分,航班的大多数乘客已经熟睡,突然客舱内一阵"紧急寻找医生"的广播惊醒了所有乘客。

原来,在起飞9个小时后,飞机上的一位老人有些坐立不安,起身去了卫生间。谁知,这位老人一去就是将近两个小时。察觉异常的乘务员多次前去敲门后,老人终于开了门,只见他面露难色,表情痛苦,浑身大汗,身体明显不适,情况十分危急。乘务人员赶忙通过客舱广播寻求帮助。危急时刻,暨南大学附属第一医院介入血管外科张红医生与海南省人民医院血管外科肖占祥医生赶了过来。在卫生间门口,只见老人半蹲着身体,满头大汗,嘴中不断发出痛苦的呻吟声,下腹胀得像一个西瓜那般大小。随后从老人家属叙述得知,老人患有前列腺增生,一个多小时前去卫生间上厕所,但排尿过程非常困难,很久才能排出一点点,就这样持续了将近两个小时,始终未能顺利排便。张红和肖占祥两位医生经过一番快速检查后,确定该老人是因为长时间憋尿而导致突发急性尿潴留,估测膀胱大致存有1000 mL尿液急需排出,否则可能面临膀胱破裂的风险。但是,飞机上只有一些简单的临时医疗设备,没有专业的尿液引流装置,这该怎么办呢?

情急之下,张红与肖占祥医生来到机组休息室,利用便携式氧气瓶面罩上的导管、注射器针头、瓶装牛奶吸管、胶布等,快速自制了穿刺引流装置。可是,客舱空间有限,将老人架设至高处的可能性较小,飞机上配备的注射器(1 mL和5 mL)针头也过于尖细,无法因压力差自动引流老人膀胱内的尿液。根据临床经验,肖占祥医生轻轻地用手挤压老人的下腹,但由于膀胱过度胀大,自主收缩功能减弱,效果并不明显,始终无法顺利地进行尿液引流。

"快,让我来! 麻烦一下,请给我拿个纸杯。"一声洪亮而有力的声音传来,乘务人员有些不明所以地递给了张红医生一个纸杯。然而接下来的一幕,不由让在场所有人员肃然起敬:张红在拿到杯子之后,迅速毫不犹豫地拿起引流管,将其一端放进自己口中,还没等大家反应过来,他已经跪在地上,强忍生理上的剧烈不适感开始用口从导尿管里吸出尿液了。每吸完一口,他就将尿液吐在一旁的杯子里。这是当时唯一能控制尿液排出速度与力度(需要间歇并缓慢放出尿液,速度过快会造成排尿性晕厥)的最佳方法! 就这样整整持续了37分钟……张红医生顺利帮助老人排出700~800 mL尿液,病情得到缓解,老人的情绪也逐渐平稳,转危为安,两位医生却累得不停在颤抖。5个小时后,飞机平稳落地,老人得到进一步救治处理。

不久之后,张红医生就结束了纽约之行,回国后,不少记者闻讯赶来进行采访。面对采访,张红首次坦言表示,其实自己也是第一次这么做。尿味并不好闻,自己在吸到第二口的时候,就已经有点想吐了,这是对排泄物自然的生理反应。但当时情况紧急,自己也想不了那么多,只管做对的事就好了。随后,记者又抛出了一个许多人都比较关心的问题:在当时如此简陋的医治环境下,你有没有想过因自己处理不当,而可能产生的医疗纠纷? 对此,张红坦然地笑着说:当时没有想这个。他说,医生的职责,就是将患者的生命从死神中拯救回来,不仅在常规的救治室中是如此,在特殊的救治环境中也是如此,医生只管自己竭尽全力去抢救就好,一定要做到问心无愧。

(二)案例所反映的知识内容

1. 精癃是中老年男性的常见疾病之一,其临床特点以尿频、夜尿次数增多、排尿困难为主,严重者可出现尿潴留或尿失禁,甚至出现肾功能受损。《素问·灵兰秘典论》说:"膀胱者,州都之官,津液藏焉,气化则能出矣。"又说:"三焦者,决渎之官,水道出焉。"因患病群体特殊,常误认为老年退行性改变而被忽视。精癃合并急性尿潴留需要及时救治,不可延误,严重可危及生命。

2. 精癃临床表现:本病多见于50岁以上的男性患者。逐渐出现进行性尿频,以夜间明显,并伴排尿困难,尿线变细。部分患者由于尿液长期不能排尽,导致膀胱残余尿增多而出现假性尿失禁。在发病过程中,常因受寒、劳累、憋尿、便秘等而发生急性尿潴留。严重者可引起肾功能损伤而出现肾功能不全的一系列症状。有些患者可并发尿路感染、膀胱结石、疝气或脱肛等。

3. 导尿术/耻骨上膀胱穿刺术的适应证、操作步骤和注意事项。了解排尿性晕厥的概念,又称小便猝倒,俗称"尿晕症"。常见原因是因体位突然变换或排尿时用力过大;膀胱突然排空,腹内压骤然降低;反射性引起血压下降,大脑暂时缺血而引起。所以临床上急性尿潴留释放尿液应缓慢逐步释放,避免一次性快速排出过多尿液。

二、教学设计与实施过程

(一)思政理念分析

本案例两位医生面对航班途中的突发意外,在缺乏医疗支援和急救设备的情况下毫不犹豫地站了出来,充分体现了"不忘救死扶伤之初心、牢记守卫健康之使命"的社会责任感。在面对飞机上医疗设备严重不足的情况下,张红和肖占祥医生利用便携式氧气瓶面罩上的导管、注射器针头、瓶装牛奶吸管、胶布等,快速自制了穿刺引流装置。但是受限于客舱空间狭小,患者膀胱过度胀大自主收缩功能减弱,无法利用压力差和穿刺引流设备自动引流尿液。紧急情况下,张红医生毫不犹豫地强忍着剧烈的生理不适感,用口吸尿液的方式为患者解除了痛苦,使患者转危为安,避免了膀胱破裂的严重不良后果,这种大无畏救死扶伤的牺牲奉献精神充分彰显了医者仁心的崇高境界。本案例不仅体现了医生的聪明才智,更展现了在危急时刻医务人员生命至上的使命担当。这种责任担当,源于他们对医学事业的忠诚和对生命健康的敬畏。正是这份忠诚和敬畏,让他们在艰苦的条件下,依然全力以赴地为患者提供最好的救治服务。在过去的几十年里,我国医疗卫生事业取得了举世瞩目的成就,这次事件也让老百姓看到了我国医疗水平的逐步完善和医务人员素质的不断提高。CZ399 航班上的医生用他们的实际行动为医务人员树立了榜样,让我们看到了只要有坚定的信念、扎实的功底,就能够在关键时刻化险为夷,最大程度地守护人民健康。这也激励着更多的医务工作者,不断提高自己的业务水平,为患者提供更好的医疗服务。

这次 CZ399 航班上的突发事件,让我们深感医生的光荣和责任,也看到了我国医疗卫生事业的美好前景,让我们为那些英勇无畏、默默奉献的医生们点赞!在未来的日子里,相信我们的医学生也会前赴后继,用他们的智慧和专业技能,为人民群众的健康事业保驾护航。

(二)教学方法

1. PBL 教学法 布置课前作业,了解 CZ399 航班上发生了什么事情。提出问题:①乘客出现了什么紧急情况?②两位医生乘客做出了什么反应?③如果你也在航班上,你会站出来吗?如果不会,为什么?

2. 讨论法 课堂讨论:①从该乘客出现的症状,讨论临床上常见的引起急性尿潴留的原因有哪些?针对不同病情又该采取何种应对措施。②两位医生并非泌尿外科医生,为何能在危急关头挺身而出?(一是因为导尿术是临床执业医师必须掌握的基本操作之一,二是两位医生医者仁心、敢于担当的职业操守)。③通过网络上对该事件的描述情况分析,两位医生为什么选择了耻骨上膀胱穿刺术进行急救?

3. 讲授法 以 CZ399 航班上乘客出现的临床症状和两位医生的救治过程,逐步展开讲解中医外科疾病癃闭的发病人群、病因病机、临床表现(并发症)和治疗方法。讲授导尿术、耻骨上膀胱穿刺术的适应证、操作步骤、注意事项。通过学习使得同学们理解当事医生为什么不得已采取"以口吸尿"的方式来协助患者排出尿液。提出思政问题:一名合格的临床医生需要具备哪些基本素养?

4. 任务驱动法　通过这次 CZ399 航班发生的事情,作为医务工作者,我们应该如何给航空公司或者交通运输部门提供合理化建议,使得医生不再"委曲求全(患者安全)";又该如何做好科普宣传,告诉患有老年慢性疾病的乘客如何安全乘坐交通工具。

（三）教学活动设计

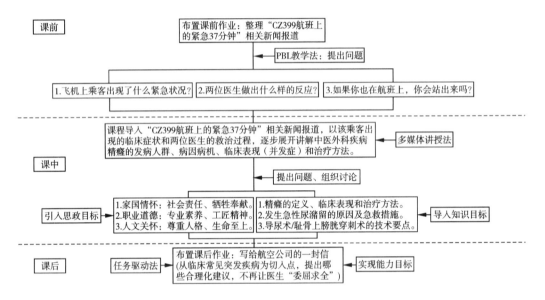

三、案例效果

（一）教学目标达成度

通过本案例的教学活动,教学目标达成度较高。学生能够全面了解癃闭的病因病机、临床表现、诊断和处理方法,掌握其中涉及的中医药知识和理论,同时学生还能够深入了解临床急危重症的救治流程。通过案例学习,培养了学生的批判性思维和综合分析问题的能力,学生专业能力得到了显著提升,他们能够运用所学知识分析问题和解决问题,提高了临床操作技能和应急处理能力。同时,学生在讨论和思考过程中,锻炼了团队协作能力和沟通能力。此外,本案例还培养了学生高尚的职业道德和社会责任感,使他们更加深刻地体会到作为一名医生所肩负的使命和担当。

（二）案例反思

本案例的教学效果较好,但仍有一些不足之处。如在教学过程中,教师发现部分学生在课堂讨论过程中表现出较强的依赖性,需要进一步引导他们独立思考和分析问题。为了进一步提高教学效果,我们可以将此案例与其他相关案例进行对比分析,如急性尿潴留的其他救治方法或类似事件中的成功救治案例等。通过对比分析,学生可以更加全面地了解急性尿潴留的处理方法及其适应证,提高学生的临床决策能力。同时,这种对比分析也有助于培养学生的批判性思维,使他们能够在实际工作中根据患者病情灵活选择最佳的救治方案。发生在 CZ399 航班上的救治案例具有很高的育人价值,学生不仅学习了急救知识和技能,还培养了其高尚的职业道德和社会责任感,使他们更加明确作为一名医生所肩负的使命和担当。在今后的教学工作中,我们会继续改进教学方法,提高教学质量,培养更多优秀的医学人才。

(三)学生反馈

在教学过程中,教师及时收集学生的反馈意见,根据反馈调整教学内容和教学方法。学生普遍认为这种真实案例导入的教学方式更加真实可信,有助于将理论知识与临床实践相结合,提高了学习效果。同时,学生也表示在案例讨论中,不但收获了理论知识和急救技能,更被两位医生机智果断、无私奉献的精神所感动,激发了他们学习医学知识的热情和对医生职业的敬畏。但也有部分学生提出,案例中涉及的急救操作较为复杂,希望能增加更多实际操作演练环节,以便更好地掌握相关技能。

案例二 水疝教学案例

一、案例

(一)案例介绍

玩具、变形金刚、小汽车,还有动画片……如果我告诉你,这是在手术室,你会相信吗? 一改往日的手术室严肃、紧张的氛围,河南中医药大学第一附属医院手术室已推出两年多的儿童手术人文关怀服务渐趋完善,备受儿童家长的关注和好评。陶宝宝今年才2岁四个月,存在右侧睾丸鞘膜积液并持续增大,剧烈活动时伴疼痛症状。孩子爸爸说道,"有两次夜里疼得直哭。思前想后,家人决定手术解除宝宝的痛苦"。还未走进手术室,就听到走廊里孩子的哭闹声了。一早因为看到爸爸喝水,孩子控制不住也要喝,但是手术需要禁食禁水的,这下可急坏了宝宝,怎么哄劝都不听。进入手术室后,护士李靖拿出各种玩具哄孩子,麻醉师任学军拿出手机播放动画片给孩子看,参与手术的医务人员都围着孩子哄,这才让他稍微安静了下来。"哭闹容易造成呼吸道黏液多,会增加麻醉风险",任学军说。看到孩子吸入少许麻醉后平复下来,妈妈终于放宽心离开了。"现在能进手术室去,真心不错,看到孩子安全入睡我们就放心了",孩子妈妈说。这就是河南中医药大学第一附属医院手术室已开展两年多的儿童手术人文关怀服务,从手术前、麻醉前到术后复苏,贯穿整个围手术期。手术室护士长李研介绍,自科室开展优质护理服务示范工程起,手术室就开展儿童手术人性化关怀服务了,从术前访视对患儿家长交代,到麻醉前给孩子提供玩具,到后来外地考察引入家属陪伴的理念,人文关怀服务日渐完善。孩子手术牵动了全家人的心。在手术室,这些有爱心的叔叔阿姨完全把他们当成了自家孩子,在这样一个有爱的地方手术,处处让人感受到浓浓的暖意。

（二）案例所反映的知识内容

1.知识内容　水疝是指阴囊内有水湿停滞,以不红不热、状如水晶为特征的一种疾病。本病相当于西医学之睾丸或精索鞘膜积液。本病的发生与肝、脾、肾三脏有关。因脾、肾为制水之脏,而其功能须赖肝之疏泄。故肝寒不疏,脾虚不运,肾虚失约,或先天禀赋不足,则水之输布失常,水湿下聚,或因虚而感水湿,停滞囊中而为水疝。外伤络阻,水液不行也可引起。西医学认为,本病有先天后天之分。先天性因素为胎儿时睾丸下降而腹膜鞘状突全部或部分未闭锁;后天因素为睾丸、附睾、精索的感染、外伤、肿瘤或寄生虫病等。其病理是鞘膜之间或邻近器官在病因的作用下,鞘膜腔内渗出过多浆液或吸收障碍,使腔内液体潴留增多。通过本案例的学习,帮助学生把水疝相关知识点横向关联,有助于章节前后知识内容的理解和灵活运用。

2.工匠精神　舒适护理作为整体护理艺术的过程和追求的结果,更注重患者的舒适感和满意度,是一种整体性的、个性化的、有效的护理模式,提高了服务质量,丰富了以人为本整体护理模式的内涵。通过本案例,学生被手术室护士所鼓舞,所感动,帮助学生更好地理解救死扶伤的职业精神,培养学生的同理心,启发学生对人文关怀的深入思考,强化对舒适护理的理解和认同。

3.制度认同　通过学习本案例,学生们可以更加深刻地认识到医学专业的责任和使命,不断提高自己的医学知识和技能,不断提升我们的服务能力,同时注重培养自己高尚的医德医风,为人民群众的健康事业贡献自己的力量,展现了医护人员应有的职业素养和使命感。

二、教学设计与实施过程

（一）思政理念分析

本案例课程思政设计围绕手术室儿童人文关怀事件,水疝的知识内容,随着医疗技术的进步和医务工作者们的不断努力,现在人们的就医体验有了翻天覆地的变化,舒适化医疗正在慢慢地改变着我们的生活。社会经济的发展以及医疗技术的进步,使得患者就医的需求呈现多元化的特点,患者从原本解除病痛的基本需求,转变为追求舒适化医疗的更高层次需求,更加注重精神满足、诊疗环境和人文关怀等需求。

通过介绍河南中医药大学第一附属医院手术室儿童人文关怀的护理亮点,引入水疝的相关知识,让学生了解该疾病的发病年龄、特点和治疗方法。儿童患者具有配合度较低、情绪多变的特点,为提升患者及家属就医体验,河南中医药大学第一附属医院麻醉手术部通过全方位的人文关怀与细节完善,构建手术患者与医护人员之间的信任模式,从而改善患者的就医体验,构建和谐的医患关系。通过麻醉手术部术前儿童人文关怀的细节,深刻领会医务工作者的业精于勤的工匠精神,学生懂得合格的医务工作者首先要技术过硬,不但治病还要防病,培养医学生敬业奉献、精益求精的品质和为人民群众健康事业奋斗终身的决心。

（二）教学方法

1.PBL教学法　课前布置作业,引入麻醉医学部儿童术前人文关怀案例,让学生进行预习和讨论,加深对医学专业的责任和使命的认识。

2.多媒体讲授　围绕麻醉手术部关注细节、追求卓越的事迹,引入水疝的知识内容进行课堂讲授,从工匠精神和制度认同等方面展开课堂讨论,促进知识共享和互相学习。

3.课后评价　课后布置作业,让学生根据课堂所学内容进行思考和反思,鼓励他们在未来的学习和工作中注重医学知识和技能的提高,为人民群众的健康事业贡献自己的力量。

（三）教学活动设计

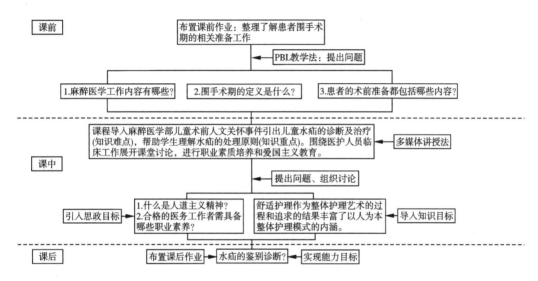

三、教学效果

（一）教学目标达成度

本案例的教学目标是通过学习麻醉医学部术前儿童人文关怀,了解水疝的特点和治疗方法,培养学生的医学素养和道德品质。通过教学设计和实施过程的优化,教学目标得到了有效实现。同时,学生们也认识到医学专业的责任和使命,培养了敬业奉献、精益求精的品质和为人民群众健康事业奋斗终身的决心。在课堂讲授中,多媒体教学和案例分析的结合使知识内容更加生动有趣,学生们能够更好地理解和掌握。课后评价环节也促进了学生们的反思和学习,提高了他们的学习效果。

（二）案例反思

本案例的优势在于将医学人文与医学知识相结合,通过案例分析、课堂讨论和课后评价等方式,引导学生深入思考和学习。案例实施从儿童术前准备逐步引入,帮助学生理解本章节知识内容的重点和难点,学生们能够更好地记忆水疝的相关知识点,掌握该病的发病机理、治疗方法和传变规律。通过思政案例设计和实施过程的优化,知识目标得到了有效实现。本案例可以作为医学人文教育的优秀案例之一,它强调了医生这个职业的特殊社会属性,引导学生树立正确的价值观和职业观。此外,本案例还展示了医学知识与实际应用的结合,使学生们能够更好地理解并掌握相关知识技能,提高他们的临床思维能力和观察能力。

（三）学生反馈

学生们对麻醉医学部的日常工作表现出了极高的学习热情和积极性。通过课前预习和讨论,他们对医院外科系统工作状态有了初步了解,为课堂学习打下了基础。在课堂讲授中,多媒体教学和案例分析的结合使知识内容更加生动有趣,学生们能够更好地理解和掌握。课后评价环节也促进了学生们的反思和学习,提高了他们的学习效果。虽然疾病的困扰让患者几近绝望,但医护人员守护患者生命健康的决心难能可贵,更加坚定了自己的信仰和决心,为将来成为一名合格的医务工作者奠定了坚实的精神基石。

第十二章　周围血管及淋巴管疾病

周围血管疾病是指发生于心、脑血管以外的血管疾病。可分为动脉病和静脉病。动脉病包括血栓闭塞性脉管炎、动脉硬化性闭塞症、动脉栓塞、多发性大动脉炎、动脉瘤等，另外还包括肢端动脉舒缩功能紊乱疾病，如雷诺病（症）、红斑性肢痛症等；静脉病包括血栓性浅静脉炎、深静脉血栓形成、深静脉瓣膜功能不全、静脉曲张等。中医学称周围血管为"筋脉""脉管"，故将周围血管疾病统称为"脉管病"。

《健康中国行动（2019年—2030年）》提出从以"疾病"为中心向以"健康"为中心转变，从注重"治已病"向注重"治未病"转变。随着"健康中国"战略的深入推进，我国的医疗卫生服务正在从原来的"以疾病为中心"转向"以人民健康为中心"，贯彻落实"预防为主"的思想方针，为应对人口老龄化做出了积极的准备。伴随人口老龄化的加剧，周围血管疾病的防治成了重要的健康议题。脉管病在老年人群中发病率较高，且往往病情较为复杂，患者往往饱受病痛折磨，甚至最终发生截肢的悲剧。因此，周围血管病的防治工作显得尤为重要，注重早期筛查和干预是关键。在周围血管疾病的防治中，除了传统的中医药治疗外，近年来随着材料医学、影像技术、微创外科、介入治疗等交叉学科的快速发展，周围血管病的外治方法有了更加丰富的内涵，这些治疗方法能够有效地解决传统中医药治疗难以解决的问题，得到了社会的广泛认可。

在临床实践中，快速发展的现代外科技术和传统中医外科优势之间如何权衡，中医外治药物和新型外用敷料如何选择，以及如何规范中西医结合治疗周围血管病等问题，都是目前极具争议的话题。这就需要在教学过程中，培养学生求真务实、严谨治学、开放包容的科学精神，使他们成为勇于奉献、敢于担当、具有文化信仰的中医药传承者和开拓者，除了专业技能的培养，周围血管疾病的防治需要多方面的努力和配合，包括医生、患者、社会各界的力量，医学生还需要具备良好的人文素养、沟通交际能力和团队协作能力。通过周围血管及淋巴管疾病课程思政教学案例的实践，我们发现将思政教育融入医学专业课程中是可行的。通过引导学生关注社会热点话题，学生的科学精神、人文素养和临床胜任能力等方面都有了很大提升，可以为未来的中医药事业培养更多的优秀人才，使他们更好地应对未来医学领域的挑战和变革。这需要广大教育工作者不断探索和创新，不断完善课程思政的教学内容和教学方法以更好地培养出适应社会需要的优秀医学人才。期待将来在老一辈、新一代中医药工作者的共同努力下,能解决更多的周围血管疾病疑难问题,使老年人晚年生活更加健康和幸福。

一、教学目标

1. 知识目标 掌握脉管病的病因病机、临床诊断和中医辨证内外治法。
2. 能力目标 熟悉臁疮和脱疽的外治手术操作方法。
3. 思政目标 融入家国情怀、科学精神、传统文化、人文关怀、职业道德等思政内容。

二、相关知识板块的思政元素分析

(一)家国情怀

通过长征之路红军战士腿上的"绑腿",引入臁疮的病因病机和临床表现,将临床医用弹力绷带和红军的绑腿布条进行对比,揭示了"绑腿"为何成为当年红军战士的必须装备,这体现了压力治疗在臁疮愈合过程的重要性。"绑腿"从军事领域的退出彰显了科技进步、军力强盛、国家崛起,激发了学生的民族自豪感和使命责任感。

(二)科学精神

引入社会热点话题"世界血栓日"的由来,阐述股肿的病因病机、临床表现等知识内容。医学的进步与发展离不开每一位科技工作者的辛勤付出和不断努力,历史不会忘记那些做出奉献的平凡人。作为新一代的医学生,应该具有严谨治学、开放包容、批判创新的科学精神。只有在科技工作者的共同努力下,医学才能不断取得新的突破,为人类的健康保驾护航。

(三)人文关怀

通过对近年脱疽相关中西医指南的解读和中医古代文献的整理,学生能真切体会到脱疽患者面临或者经历截肢致残的不良结局,因此,容易产生焦虑、抑郁等负面情绪,影响了病情的控制和治疗,从而形成恶性循环甚至最终导致死亡率的升高。这就需要医务工作者不仅要有过硬的"保肢"技术,还要富有真挚的人文关怀精神,帮助患者重塑信心,最终使医患齐心战胜病痛。

案例一 臁疮教学案例

一、案例

(一)案例介绍

"红军不怕远征难,万水千山只等闲"出自毛泽东的古诗作品《七律·长征》,意思是说红军不怕万里长征路上的一切艰难困苦,万水千山在红军的眼里只不过是平常事。这首诗词形象地概括了红军长征的战斗历程,热情洋溢地赞扬了中国工农红军不畏艰险,英勇顽强的革命英雄主义和革命乐观主义精神。中国共产党领导的工农红军取得两万五千里长征的光辉胜利,谱写了豪情万丈的英雄史诗,这离不开红军战士坚定的共产主义信仰和大无畏的革命精神。

我们仔细观察红军长征的历史照片,那时候没有机械化的交通工具,战士们都是依靠徒步行军,所以"绑腿"是必不可少的军事装备。这么一条简简单单的布带,真的就能起到如此重要的作用吗?答案是肯定的。人们在长时间的运动过后,下肢静脉血液瘀滞回流不畅,静脉压力持续增高,自然就会产生困沉肿胀等不适感觉。长征的路途艰险,行军强度非常大,所以他们的不适感会更加强烈。"绑腿"就是为了让战士们的腿部血液循环加快,保证在长时间急行军的情况下最大限度地减少腿部瘀血所带来的不适感。他们用布条从脚踝处一圈一圈往上绑好,直到整个小腿都被覆盖,这样才能达到效果。红军战士们经过实践表明,使用"绑腿"以后的确能够缓解长时间行军所带来的腿部"酸、沉、肿、胀、痛"等问题。"绑腿"作为红军长征的重要装备,承载了革命先辈们不屈不挠、顽强拼搏的精神。它不仅是物质上的保障,更是红军战士意志力的象征。

（二）案例所反映的知识内容

臁疮由久站或过度负重而致小腿筋脉横解,青筋显露,瘀停脉络,久而化热,或小腿皮肤破损染毒,湿热下注而成,疮口经久不愈。西医学认为,下肢深、浅静脉及交通支静脉的结构异常、肢体远端的静脉压力持续增高是小腿皮肤营养性改变和溃疡的主要机制,而长期站立、腹压过高和局部皮肤损伤是溃疡的诱发因素。由此可以看出,红军战士长期在长时间行军过程中出现的"酸、沉、肿、胀、痛"等问题,就是因为下肢静脉高压所引起的。

为什么"绑腿"后这些症状能够缓解呢?周围血管病总的病机就是"血瘀",因此消除下肢瘀血是治疗臁疮的关键。红军战士通过缠敷绑腿,给小腿以适当的压力,这就有效地改善了下肢静脉"血瘀"的状态。臁疮是筋瘤(下肢静脉曲张)发展到后期的临床表现。下肢静脉曲张目前多采用国际 CEAP 分级,具体如下。C0:无可见或触及静脉疾病体征,此类患者可能偶有腿部酸胀不适;C1:存在毛细血管扩张、网状静脉、踝部潮红;C2:存在下肢静脉曲张,下肢静脉皮肤表面出现静脉隆起;C3:为水肿期,此时患者下肢可能出现肿胀;C4:由静脉病变引起皮肤改变,如色素沉着、湿疹、皮肤硬化等;C5:存在静脉病变引起皮肤改变和可愈合溃疡;C6:存在静脉病变引起皮肤改变和经久不愈溃疡。所以臁疮属于下肢静脉曲张 C4 级 ~ C6 级的范畴。欧洲血管外科学会(European Society for Vascular Surgery,ESVS)的《2022 ESVS 下肢慢性静脉疾病管理临床实践指南》针对静脉溃疡的压力治疗方面给出的参考意见:压力治疗是治疗基础,对于患 C4b 级的患者,建议使用膝下弹性弹力袜,在脚踝处施加 20 ~ 40 mmHg 的压力。由此看出,《中医外科学》教材上所指出的预防和调护原则:"疮口愈合后宜经常用弹力袜或弹力绷带保护之,避免损伤,预防复发",这"弹力袜或弹力绷带"与红军战士的"绑腿"有异曲同工之效。

现代军事环境下"绑腿"已成为军事博物馆里的长征文物,主要原因是随着科技的快速发展有了机械化的运输装备,基本不再需要士兵进行长距离的奔袭。而且更为舒适且防护更好的作战军靴所发挥出来的性能已经远远超过了"绑腿"的作用。"绑腿"在军事舞台上的退出彰显了我们国家崛起、军队科技实力强大的身影,它承载了革命先辈们不屈不挠、顽强拼搏的精神。绑腿不仅是红军精神的体现,更是红军战士意志力的象征。

二、教学设计与实施过程

(一)思政理念分析

长征之路千难万险,红军战士需要在腿上缠敷"绑腿"来满足长时间行军的作战需要。臁疮是因过劳久站、长期行走等导致的下肢静脉回流障碍性疾病,压力治疗需贯穿臁疮早期和后期防护的整个过程。目前在臁疮溃疡期仍然使用医用弹力绷带进行压力治疗,其使用方法和红军的"绑腿"完全一致,缠敷时需要注意从足踝到小腿的压力逐渐降低,以形成压力梯度从而缓解下肢静脉高压状态,促使溃疡愈合。这是战争中军民智慧和经验运用到现代中医外科临床治疗的体现。如今"绑腿"已经退出了历史舞台,只有在博物馆里才能见到它们的痕迹。现代化战争科技是核心战斗力,只有科技强军才能铸就维护国家安全的钢铁长城,才能给战士提供最大程度的安全保障。红军长征已经成为历史,但是每一代人有每一代人的"长征路",每一代人也要走好自己的"长征路"。今天,我们这一代人的"长征"就是在中国共产党的领导下,实现全面建成社会主义现代化强国,实现第二个百年奋斗目标,以中国式现代化全面推进中华民族的伟大复兴。作为当代大学生,要树立远大的理想信念,增强社会责任感和使命感,更要珍惜和平安宁的时光,认真学习、勇于担当、敢于挑战,始终保持昂扬向上的精神状态,更要牢记革命先烈们的英勇事迹和牺牲精神,时刻激励自己不断前行。在新的"长征路"上,当代大学生要继承、发扬红军长征精神,以更加坚定的信念、更加饱满的热情、更加务实的作风,为实现中华民族伟大复兴的中国梦而不懈奋斗!

(二)教学方法

1. 讲授法 运用语言艺术讲述毛泽东诗词《七律·长征》和红军长征的历史背景、艰苦卓绝的行军过程以及战士们面对困难所展现出的坚韧不拔的精神,使学生深入了解长征的历史意义和对当代社会的精神价值。从红军"绑腿"的作用引入臁疮的病因病机、临床表现和治疗方法。

2. 关联法 从红军"绑腿"的缠敷要求,关联最新的欧美临床诊疗指南,结合中医外科基本理论,讨论压力治疗在臁疮外治中的重要作用。课后通过组织讨论中西医结合治疗臁疮的诊治思路,培养学生发现问题、分析问题和解决问题的能力。

3. 探究法 运用中西医结合临床思维模式,探究压力治疗在臁疮诊治中的重要作用,分析现代外科技术在臁疮治疗中的发展和应用,让学生了解科技发展对于国家综合国力、人民生活和医疗水平提升的重要作用。

（三）教学活动设计

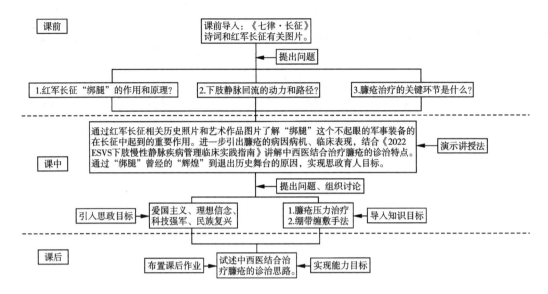

三、教学效果

（一）教学目标达成度

首先,本思政案例能够有效地帮助学生了解红军长征的历史背景、行军过程和战士们的革命精神,同时引入了中医外科的基本理论和方法,帮助学生了解臁疮的病因病机和治疗方法。通过关联法和探究法等多种教学方法的运用,能够引导学生积极思考和探索,培养其发现问题、分析问题和解决问题的能力。其次,教学设计能够较好地实现本案例期望的教学目标。通过讲授法,学生能够深入了解长征的历史意义和对当代社会的精神价值,将红军的"绑腿"、臁疮治疗及最新的欧美临床诊疗指南相关内容互相印证和结合,帮助学生掌握压力治疗在臁疮外治中的重要作用。最后,该教学设计具有一定的创新性,通过"绑腿"把红军长征和臁疮诊治两个看似不相关的内容联系起来,让学生从不同角度思考问题,实现知识目标和思政目标的共同提升。

（二）案例反思

在本次思政案例教学中,采用了多种教学方法和教学活动设计,有效地达成了教学目标,帮助学生深入了解长征历史、认识臁疮的病因病机和治疗方法,同时引导学生思考科技发展对综合国力提升和人民生活质量的影响。在实施过程中需要注意课程思政不是思政课程,知识内容仍是教学中的重点,需要突出和加强。教学案例中引入红军长征的历史背景,突出了思政元素与专业知识的结合,但需要严格把控时间分配和教学环节的衔接,保证教学过程的严谨性和流畅性。本思政案例教学有效达成了教学目标,但也存在需要改进的地方。在今后的教学中,需要加强与学生的沟通和互动,以便更好地提高案例育人效果。

（三）学生反馈

学生对本次思政案例教学表现出了高度的兴趣。在讨论环节，积极发言、认真思考，对红军"绑腿"的历史背景、臁疮的病因病机和治疗方法等问题进行了深入探讨。同时，学生们也提出了许多有建设性建议，如利用视频资料代替图片资料等作为案例导入的载体，为今后的教学提供了有益的参考。通过本次思政案例教学，学生们深入了解了长征历史和臁疮有关中医外科基本理论和治疗方法，深刻认识到科技强国强军的重要性，明白了作为当代大学生所应该承担的历史使命和责任担当。本次思政案例教学有效地达成了教学目标，提高了学生的综合素质和能力水平，为培养德才兼备的优秀人才奠定了坚实基础。

案例二 股肿/淋巴性水肿教学案例

一、案例

（一）案例介绍

"血栓、栓塞、纤维蛋白原"的命名人德国鲁道夫·魏尔肖（Rudolf Virchow）教授于1856年提出血栓形成三大要素：血管壁损伤、血流异常、血液成分异常。该理论目前仍被医学界广泛认可。2014年3月，国际血栓与止血学会（Internation Society on Thrombosis and Haemostasis，ISTH）宣布将鲁道夫·魏尔肖的生日（10月13日）作为"世界血栓日"，以纪念他首先提出"血栓形成"理论；并且通过这一活动提高公众对血栓性疾病的认知，促进血栓性疾病的规范诊治。全世界已有150多个国家和地区响应ISTH的号召，将在这一天举办不同形式的活动。

根据国内外西医多项诊疗指南，急性肺栓塞（PE）是静脉血栓栓塞症（VTE）最严重的表现形式，在心血管死亡原因中位列第三，仅次于冠心病和卒中。新近流行病学资料显示，高危急性肺栓塞患者30 d病死率达22%，应尽早给予最佳治疗有望改善预后。2000年以来，在心内科、呼吸科、急诊科、影像科等多学科共同努力下，我国在肺栓塞流行病学研究、早期救治、医院内VTE防控等方面取得了长足的进步。2019年发布的肺栓塞与肺血管病防治协作组数据显示，我国肺栓塞患者的住院率从2007年的1.2/10万人上升至2016年的7.1/10万人，住院病死率从8.5%下降至3.9%。有研究显示2%~5%的院外心搏骤停患者为急性肺栓塞所致。下肢深静脉血栓（DVT）形成是血液在下肢深静脉内异常凝结引起的疾病。因血液回流受阻，患者出现下肢肿胀、疼痛、功能障碍，血栓脱落可引起肺动脉栓塞，导致气体交换障碍、肺动脉高压、右心功能不全，严重者出现呼吸困难、休克甚至死亡。DVT和PE统称为静脉血栓栓塞症。由于DVT后PE的发生率较高，或PE的栓子大都来源于DVT，所以DVT和PE可视为VTE的不同阶段或过程，一旦确诊，若有抗凝禁忌证，需要首先启动抗凝治疗方案。

清代吴谦所著《医宗金鉴·外科心法要诀》曰："产后闪挫，瘀血作肿者，瘀血久滞于经络,忽发则木硬不热微红。"明代张介宾著《景岳全书》记载了"产后瘀血流注……气凝血聚为患也",而且提出血瘀应使用"行气和血"的治疗方法。清代唐容川著《血证论》对深静脉血栓的形成则有了更详细的描述,如"瘀血流注,亦发肿胀,乃血变成水之证""瘀血流注,四肢疼痛肿胀,宜化去瘀血,消利肿胀""有瘀血肿痛者,宜消瘀血""瘀血消散,则痛肿自除"。这些文献说明了中医学对深静脉血栓形成有着较早的认识,不但详细地记载了股肿的临床表现,而且提出了重要的治疗方法,这对现代临床治疗和研究深静脉血栓形成具有相当重要的意义。

(二)案例所反映的知识内容

1. 股肿　是指血液在深静脉血管内发生异常凝固,从而引起静脉阻塞、血液回流障碍的疾病。其主要表现为肢体肿胀、疼痛、局部皮温升高和浅静脉怒张四大症状,好发于下肢髂股静脉和股腘静脉,可并发肺栓塞和肺梗死而危及生命。本病相当于西医学的下肢深静脉血栓形成。

2. 股肿病因病机　①血脉损伤:跌打损伤、手术等可直接伤害人体,使局部气血凝滞,瘀血流注于下肢而发生本病。②久卧伤气:产后或因长期卧床,肢体气机不利,气滞血瘀于经脉之中,营血回流不畅而发本病。③气虚血瘀:多因年老、肥胖、瘤、岩等,致使患者气虚,气为血帅,气虚则无力推动营血运行,下肢又为血脉之末,故易发生血脉阻塞。这与鲁道夫·魏尔肖提出的血栓形成三要素(血管损伤、血流缓慢、血液高凝)完全一致。通过案例学习,了解世界血栓日的由来及目的,提高学生对血栓性疾病的认知,掌握血栓性疾病的基本知识,培养学生的临床思维能力和创新意识,提高了医学人文素养。

3. 教材指出股肿的治疗采用中西医结合方法进行治疗　中医治疗早期多采用清热利湿、活血化瘀法,后期则重视健脾利湿、活血化瘀,这些在中医古代文献中均有论述。西医诊疗指南《下肢深静脉血栓形成介入治疗规范的专家共识(第2版)》介绍了经导管接触性溶栓治疗(CDT)、经皮机械性血栓清除术(PMT)、经皮腔内血管成形术(PTA)及支架(stent)植入术,这些方法都是为了快速实现中医学"化去瘀血,消利肿胀"的治疗目的。

二、教学设计与实施过程

(一)思政理念分析

2014年国际血栓与止血学会(ISTH)做出了一个重要决定,将德国病理学家鲁道夫·魏尔肖的生日(10月13日)定为"世界血栓日",以纪念他首次提出"血栓形成"理论,这一理论对医学的发展产生了深远影响。通过这个特别的日子,ISTH希望能够提高公众对血栓性疾病的认识,并促使更多的人了解血栓疾病和预防措施。医学的进步与发展,离不开每一位科技工作者的辛勤付出和不断努力。作为新一代的医学生,我们应该树立为医学献身,刻苦钻研,继承创新的学习精神。历史是不会忘记那些为医学做出卓越贡献的平凡人。每年在"世界血栓日"这个特殊的日子,我们都会重新认识到医学的伟大和医生的责任,同时也为那些默默为医学做出贡献的科技工作者表示最崇高的敬意。在未来的日子里,"世界血栓日"的影响力将会持续扩大,更多的医生和科研人员将加入这个领域中,为人类健康事业做出更多的贡献。我们相信,在科技工作者的共同努力下,医学将不断取得新的突破,为人类的健康保驾护航。

（二）教学方法

1. 导入新课　通过"世界血栓日"的由来导入课程,引导学生进入血栓性疾病的世界,激发学生的学习兴趣和探究欲望。

2. 多媒体讲授　通过一则旅客乘坐高铁后发生肺栓塞晕厥的真实新闻案例(经济舱综合征),引出肺栓塞的症状并分析栓子来源,进一步讲解股肿的定义、病因病机、诊断和治疗方法。通过解读古代文献,讲解内科性水肿和外科性水肿的鉴别要点,静脉性水肿(反流性/阻塞性)和淋巴性水肿(象皮腿)的鉴别要点。

3. 启发式教学　根据鲁道夫·魏尔肖提出的血栓形成三要素(血管损伤、血流缓慢、血液高凝),启发学生分析临床各专业和血栓性疾病的内在联系(哪些是高危专业)。同时,引导学生思考血栓性疾病如何预防和早期发现。

4. 归纳总结　教师对本节课的重点内容进行总结,包括股肿的定义、病因病机、诊断方法和治疗方法等。通过课堂总结,帮助学生巩固所学知识,形成完整的知识体系。最后教师布置课后作业,包括完成一份关于血栓性疾病的科普宣传材料,提高学生对血栓性疾病的认知水平,增强医务工作者服务大众的科普宣传意识。

（三）教学活动设计

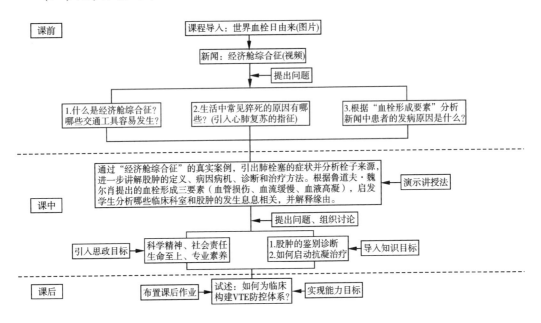

三、教学效果

（一）教学目标达成度

通过"世界血栓日"和"经济舱综合征"的课程导入,学生们对股肿这一疾病有了更深入的了解,掌握了其定义、病因病机、诊断方法和治疗方法等方面的知识。通过对中医文献的复习,学生掌握了内科性水肿和外科性水肿的鉴别要点,静脉性水肿(反流性/阻塞性)和淋巴性水肿(象皮腿)的鉴别要点,完成知识目标。通过课堂讨论特殊人群发生股肿后的中西医结合诊疗思路(如何规范抗凝治疗),提高学生尊重生命的人文关怀精神和严谨治学的科学精神,实现育人目标。课后布置作业,结合鲁道夫·魏尔肖提出的血栓形成三要素(血管损伤、血流缓慢、血液高凝),启发学生分析、整理、归纳临床工作中防治静脉血栓栓塞症的措施,达到技能目标。

(二)案例反思

总体来说,本次教学取得了较好的效果。在教学过程中采用了多种教学方法和手段,包括多媒体讲授、启发式教学、归纳总结等,帮助学生更好地理解和掌握股肿这一疾病的相关知识。注重培养学生的临床思维能力和创新意识,通过案例分析和讨论,引导学生思考和解决实际问题。在课程导入方面,采用了"世界血栓日"和"经济舱综合征"的案例,图片结合视频资料让学生更加直观地了解股肿这一疾病的症状和危害,同时也激发了学生的学习兴趣和探究欲望。在讲解股肿的病因病机时,不仅介绍了传统的中医理论,还结合了现代医学的研究成果,让学生更加全面地了解股肿的治疗最新进展。课程中运用启发式教学,培养学生的分析问题和解决问题的能力。课后作业布置了一份关于血栓性疾病的科普宣传材料制作任务,增强了学生的科普宣传意识和能力。但是,在教学过程中也存在一些不足之处,例如在案例分析环节中,有些学生的参与度不高,需要加强课堂氛围的营造和引导;在课后作业方面,有些学生的作业完成质量不高,需要加强作业的指导和监督。

(三)学生反馈

学生们对本次课程普遍反映良好,课程导入方式多样、内容丰富,课堂讲解生动、气氛活泼,这种氛围有助于提高学习效率,加深对知识的理解和记忆。同时,学生们也提出了一些问题,例如在课堂讨论环节中,应注意时间分配,避免过度讨论影响正常授课进程。学生们表示,在医学的进步与发展中,每一位科技工作者的辛勤付出和不断努力都功不可没,作为新一代的医学生,更应该树立为医学献身的精神,刻苦钻研,继承创新。

案例三　脱疽教学案例

一、案例

(一)案例介绍

1. 文献一:《2021 IDF 全球糖尿病地图(第 10 版)》部分

2021 年 12 月 6 日,国际糖尿病联盟(International Diabetes Federation,IDF)官网发布了《2021 IDF 全球糖尿病地图(第 10 版)》。据 IDF 估计,2021 年全球成年糖尿病患者数为 5.37 亿(10.5%),其中约 44.7% 的成人糖尿病患者(2.4 亿人)未被确诊。到 2045 年,全球糖尿病患者人数预计将达到 7.84 亿。糖尿病患者人数最多的国家是中国、印度和巴基斯坦。糖尿病在全球范围内产生的医疗卫生支出将近 1 万亿美元,占总医疗卫生支出的 9% 。

中国面临的糖尿病防控形势严峻。根据 IDF 2021 糖尿病地图,中国是成人糖尿病患者最多的国家,过去的 10 余年间(2011—2021 年),我国的糖尿病患者由 9000 万例增加至 1.4 亿例,增幅达 56% ,其中约 7283 万例患者尚未被确诊,比例高达 51.7% 。另外,约有 1.7 亿成人伴有糖耐量受损,约 2700 万成人伴有空腹血糖受损,这些人群都是糖尿病人群的"后备军"。预测到 2045 年,中国糖尿病患者数量将达到 1.744 亿例。

糖尿病患病率随着年龄在上升。20 ~ 24 岁人群的患病率最低(2021 年为 2.2%);2021 年的数据显示,75 ~ 79 岁人群中糖尿病患病率约为 24.0% ,预计到 2045 年将上升到 24.7% 。随着全球人口老龄化的进展,60 岁以上的糖尿病患者占比将越来越高。据国际糖尿病联盟(IDF)统计,2021 年全球 20 ~ 79 岁的成年糖尿病患者人数达 5.37 亿人,其中中国患者约达 1.41 亿人,占比超过 26% 。2021 年约有 670 万人死于糖尿病或糖尿病并发症,占全因死亡人数的 12.2% ,约 32.6% 的糖尿病死亡患者年龄不到 60 岁。

2. 文献二:2021 版《慢性肢体威胁性缺血治疗的全球血管指南》部分

2021 年《慢性肢体威胁性缺血治疗的全球血管指南》显示,慢性肢体威胁性缺血(CLTI)代表外周动脉疾病(PAD)的终末期,这是一个在全球范围内日益普遍并导致医疗费用持续增加的问题。CLTI 是一种发病率高的疾病,死亡率高,导致患者肢体丧失、疼痛以及与健康相关的生活质量降低。

据估计,2010 年全世界有超过 2 亿 PAD 患者,自 2000 年以来这一数字增加了 23.5% ,据悉这主要是由于人口老龄化和危险因素,特别是糖尿病。PAD 可改变的危险因素已被广泛研究,包括吸烟、糖尿病、高血压、高胆固醇血症和空气污染。糖尿病还与 PAD 的发展密切相关,而且在受影响的个体中,风险随着糖尿病持续时间的增加而增加。糖尿病患者被广泛认为有更高的截肢风险。2 型糖尿病在全球范围内的迅速流行令人担忧,并可能对 PAD 和 CLTI 的未来发病率和患病率及其发病终点产生重大影响。因为大多数患者(80%)截肢是由 CLTI 引起的。

CLTI 导致患者预期寿命降低,行走距离明显缩短并大概率发生肢体丧失。维持患者的行走能力是 CLTI 治疗的一个重要方面,而血管重建是实现这些危重患者功能性肢体挽救的最直接方法。下肢大截肢后的存活率很低,正如一项系统回顾显示,术后 30 d 死亡率为 4% ~22% 。即使是小截肢,下肢缺血患者 1 年和 5 年的死亡率分别为 16% 和 25% 。糖尿病患者的小截肢死亡率更高,其中 2 型糖尿病患者的 5 年死亡率为 50% 。大截肢后的 5 年死亡率从 30% ~70% 不等,膝上截肢的预后明显比膝下截肢更差。双侧下肢截肢患者的死亡率更高,5 年生存率 <40% 。这些死亡率说明患者有较高的并发症率和全身系统疾病的高发病率。糖尿病患者大截肢后的存活率往往比某些恶性疾病患者的存活率还要低。报道显示,这些患者 1 年生存率为 78% ,3 年生存率为 61% ,5 年生存率为 44% ,10 年生存率为 19% 。截肢后的生活质量受疼痛、社会隔离、抑郁和截肢前患者生活方式的影响。活动能力对生活质量有直接影响,它是截肢患者重新融入社会的一个关键因素,并有益于改善晚期死亡率。

3. 文献三:2019 版《中国糖尿病足防治指南》部分

2019 年国际糖尿病足工作组(Internation Working Group on Diabetic Foot,IWGDF)发布了《国际糖尿病足防治指南》。糖尿病足是糖尿病患者致残、致死的主要原因之一,本着"中国实践,中国证据,中国指南"的原则,中华医学会糖尿病学分会联合中华医学会感染病学分会、组织修复与再生分会以及其他相关领域的多学科专家于同年共同制定了适合我国糖尿病足现状的临床指南,旨在规范我国糖尿病足的预防、诊断与治疗。我国糖尿病足的患病率明显增加,50 岁以上的糖尿病患者,其糖尿病足的发病率高达 8.1%。据估计,全球每 20 秒钟就有一例糖尿病患者截肢;糖尿病足溃疡患者年死亡率高达11%,而截肢者死亡率更高达 22%。糖尿病足医疗花费巨大,约占整个糖尿病医疗费用的三分之一。因此,糖尿病足是糖尿病患者致残、致死的主要原因之一,也是造成社会沉重负担的重大公共卫生问题。

2019 版《中国糖尿病足防治指南》第五部分,特别强调了糖尿病足的中医治疗。①糖尿病足的中医定义:糖尿病足的临床特点为早期肢端麻木、疼痛或无感觉,发凉和/或有间歇性跛行、静息痛,继续发展则出现下肢远端皮肤变黑或组织溃烂、感染、坏疽。由于此病变多发于四肢末端,因此又称为"肢端坏疽",属中医"筋疽""脱疽"范畴。②糖尿病足的中医辨证:糖尿病足在糖尿病的各个阶段均可起病,与湿、热、火毒、气血凝滞、阴虚、阳虚或气虚有关,为本虚标实之证。由于本病既有糖尿病和其他并发症的内科疾病表现,又有足部病变的外科情况,一旦发病,病情发展急剧,病势险恶。故临证辨治要分清标与本,强调整体与局部辨证相结合,注意扶正与祛邪并重。有时全身表现与患足局部症状并不统一,虽然全身表现为一派虚像,局部表现却可能是实证,要根据正邪轻重而有主次之分,或以祛邪为主。③糖尿病足的中医诊疗:除内服中药外,包含诸多中医外治方法,如中药足浴熏洗、穴位按摩、中药熏蒸、针灸治疗等。该指南还推荐了中医外治手术方法:祛腐清筋法、祛腐清创术、切开引流术、蚕食清创术等,并根据疮面辨证使用金黄散、黄柏液、九一丹、红油膏、生肌玉红膏等中医外治药物。④糖尿病足相关情绪问题:糖尿病足的焦虑、抑郁患病率可达 30% 以上,女性比男性更容易抑郁和焦虑且病情更重;抑郁症状增加糖尿病足的发生风险,并且与足溃疡的持续和复发明显相关。糖尿病足与焦虑、抑郁共病将降低患者治疗依从性、恶化病情、增加医疗保健支出,对糖尿病患者的焦虑抑郁进行有效干预可以改善糖尿病足的治疗结局、延长患者生命、提高患者生存质量。

(二)案例所反映的知识内容

1. 脱疽　脱疽是指发于四肢末端,严重时趾(指)节坏疽脱落,又称"脱骨疽"。其临床特点是好发于四肢末端,以下肢多见。初起患肢末端发凉、怕冷、苍白、麻木,可伴间歇性跛行,继则疼痛剧烈,日久患趾(指)坏死变黑,甚至趾(指)节脱落。部分患者起病急骤,进展迅速,预后严重,须紧急处理。在《灵枢·痈疽》中即有关于本病的记载,曰:"发于足趾,名曰脱痈,其状赤黑,死不治;不赤黑不死,不衰,急斩之,不则死矣"。脱疽涵盖了西医学的血栓闭塞性脉管炎、动脉硬化性闭塞症、糖尿病足及急性动脉栓塞等疾病。这些知识点均在 2021 版《慢性肢体威胁性缺血治疗的全球血管指南》中得到了体现。

2. 教材中关于脱疽(糖尿病足)的病因病机　本病的病因病机不外标本两端,本虚是指久病消渴致脏腑、气血、阴阳亏虚,标实是指病久致瘀、致痰、致湿、化毒。基本病机为血脉瘀阻。中医外治根据坏疽局部表现(湿性坏疽、干性坏疽和混合坏疽)辨证施治,方法包括:切开减压、清创(鲸吞/蚕食)、通畅引流、收敛解毒、生肌收口、植皮术、截肢术等。这与2019版《中国糖尿病足防治指南》第五部分中医治疗内容基本一致。

3. 近年来,我国经济社会快速发展带来的生活方式变化以及老龄化的影响,脱疽病患病率不断攀升 临床上动脉硬化性闭塞症和糖尿病足的发病率明显升高,因严重坏疽、剧烈疼痛、经济条件等因素,导致截肢的患者在临床屡见不鲜。期待未来中西医结合治疗脱疽病的研究领域持续长足发展,从而更好地预防、诊断和管理该病,给患者带来多重获益,改善生命质量和临床结局,使得广大群众能无"痛"则安,知"足"常乐。

二、教学设计与实施过程

(一)思政理念分析

1. 医学文献阅读是医学专业学生必备的一项基本技能。医学文献是指由医生、研究人员、科学家等专业人士发布的关于医学领域的研究、实验、诊断、治疗和预防等方面的文章。医学文献阅读对于医学专业学生的成长和发展具有重要意义。通过阅读医学文献,学生可以更好地了解医学领域的前沿知识和技术,掌握最新的研究动态和治疗方案。同时,通过批判性思维和分析,学生可以提高自己的独立思考能力和判断力,更好地应对临床实践中的复杂问题。此外,医学文献阅读还可以培养学生的科研素养和学术能力,为未来的学术研究和职业生涯奠定坚实的基础。

2. 中医治疗脱疽的历史源远流长,最早在黄帝内经《灵枢·痈疽》中最早提出用截趾外科手术方法治疗脱疽。西方医学认为的慢性肢体威胁性缺血代表了外周动脉疾病(脱疽)的终末期,此类患者因坏疽严重无法保肢,长期疼痛难以忍受,或久病致贫不能延续治疗等,最终不得已面临截肢的境地。在《中国糖尿病足防治指南》中指出了脱疽患者大多伴有情志抑郁等精神问题,容易产生自暴自弃的消极心态。所以医务工作者在治疗过程中需进行躯体、精神心理的全面评估,和患者和家属进行有效沟通,在达成共识的背景下,开展规范、有效、经济的治疗方案。"医者仁心、医者匠心",随着现代医学的发展,中西医结合治疗脱疽已经成为一种趋势。西医的介入治疗、血管移植等先进技术为脱疽的治疗提供了更多的选择。而中医外治药物的辨证使用,大大提高了溃疡愈合率,有效降低了截肢风险,提高患者生存质量。在治疗脱疽的过程中,患者的心理状态对于治疗效果有着重要的影响,焦虑、抑郁等负面情绪不利于病情的控制和治疗。因此,医务工作者不仅要有过硬的"保肢"技术,还要富有真挚的人文关怀精神,通过有效的沟通和心理疏导,帮助患者重塑信心,积极配合治疗,最终医患齐心战胜病痛。

(二)教学方法

1. PBL 教学法 课前布置作业,检索中西医有关脱疽病的文献和临床指南,提出需要解决的问题,鼓励患者自主学习。

2. 演示讲授法 以临床案例导入,结合国内外文献相关内容,讲解脱疽病的定义、病因病机、临床分期、鉴别诊断和治疗方法。通过图片展示,让学生更真实地感受脱疽病痛给患者带来的身体伤害,从而产生共情,提升人文关怀意识。

3.讨论法　针对课前提出问题,课堂组织讨论,提高学生解读文献和归纳分析的能力,培养中西结合诊疗思维模式。

4.通过归纳总结的方式,引导学生回顾本节课的学习内容,加深对脱疽病的理论知识的理解和掌握　同时,布置课后作业,要求学生继续检索相关文献和临床指南,深入了解脱疽病的中西医结合最新治疗进展。

（三）教学活动设计

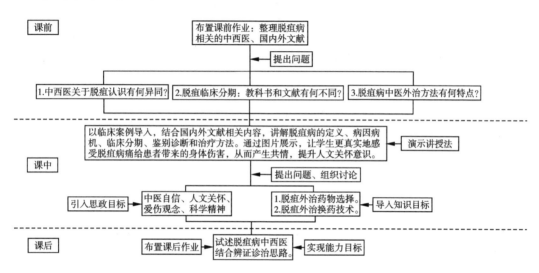

三、教学效果

（一）教学目标达成度

通过本次教学活动,教学目标基本达成。学生能够全面了解脱疽病的定义、病因病机、临床分期、鉴别诊断和治疗方法等基本知识,并能够结合临床文献进行具体分析和讨论。通过课前布置作业,学生能够提高自主学习和检索文献的能力。在讨论环节中,学生积极发言、互相交流,加深了对脱疽病的认识和理解,提高了文献解读和归纳分析的能力。最后,教师归纳总结,积极引导学生参与中西医结合治疗脱疽病的研究和实践,增强学生的临床能力和创新意识。

（二）案例反思

本次教学活动取得了较好效果,但仍存在一些需要改进的地方。首先,教师可以进一步优化教学流程和时间安排,确保学生有足够的时间进行课前预习和课堂讨论。其次,教师可以加强与学生的沟通和互动,关注学生的情感需求和学习状态,及时调整教学策略和方法。

通过本次教学活动,发现部分学生检索文献杂乱无章,没有头绪。为了提高医学文献阅读的效率和质量,学生需要注意以下几点:首先,要选择适合自己的阅读材料,根据实际需要选择合适的文献类型和难度等级。其次,要制定合理的阅读计划,合理安排时间进行阅读和复习。此外,增强团队协作意识,与其他同学分享文献和阅读心得,扩展自己的学术视野和知识面。

（三）学生反馈

大多数学生对本次教学活动给予了积极的评价,认为通过学习,他们对脱疽病有了更深入地了解和认识,对中西医结合治疗脱疽病的治疗方案有了更全面的掌握。通过检索文献和课堂讨论,提高了他们的自主学习能力和文献解读能力。同时学生提出了一些建议和意见:有些学生认为课前检索文献的任务较为繁重,希望教师可以提供更多的指导和帮助;还有一些学生建议可以在课堂教学环节中增加更多的案例分析和实践操作,以便更好地理解和掌握脱疽病的治疗方案。本次教学活动取得了一定的效果,但仍需要不断改进和完善。希望通过师生的共同努力,能够进一步提高教学质量和效果,培养更多具备中西医结合诊疗思维的高素质医学人才。

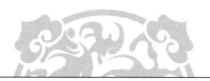

第十三章 痛 风

痛风是一种常见的代谢类疾病,尿酸升高是其主要特征。痛风的诱导因素极多,如遗传、年龄、男性、作息规律、高嘌呤食物的摄入等都是诱发痛风的因素,且随着尿酸的持续升高还可能引起高血压、糖尿病、尿路结石等并发症。中老年人痛风患病率最高,且这个数据仍在持续增长中。近年来,随着我国老龄化的加剧,更加诱发这一危险因素,痛风已成为影响我国居民身体健康和生活质量的一大疾病。现今,对于痛风的治疗主要以西药为主,通过降尿酸、抗炎、抗氧化应激等控制痛风的发生或发展。但西药治疗靶点单一,易出现机体的损伤、病情反复的情况,因此,寻找有效药物治疗痛风,成为临床治疗的迫切需要。中医药治痛风历史悠久,在其抗痛风历程中形成了独特的理论。现代药理学研究证明,痛风的中医病理病机与尿酸代谢、炎症反应、免疫应答有着类似的机制,中医可以辨证地治疗痛风,且比较安全有效,有着十分广阔的前景。本课程旨在通过思政教学,帮助学生坚定文化信仰和提升职业素养,帮助学生认识和掌握痛风知识要点,增强其疾病防治意识和科研创新能力,为未来的医学事业做出贡献。

一、教学目标

1. 知识目标 掌握痛风的定义、病因、临床表现、诊断和治疗等方面的知识。
2. 能力目标 培养学生具备分析、判断和解决问题的能力,掌握痛风的防治方法和注意事项,提高其临床胜任力和职业素养。
3. 思政目标 融入家国情怀、中医自信、科学精神、尊师重道等思政内容。

二、相关知识板块的思政元素分析

(一)文化素养

通过探究痛风历史渊源,丰富了医学人文知识;从循证医学的证据出发,讲解中医诊疗痛风的科学性和实用性,探讨中医和西医在治疗痛风上的优势和不足,临床治疗需要充分发挥中西医结合的诊治思路,培养学生的中医文化自信和民族自豪感。

(二)家国情怀

近现代我国痛风患者增多,从侧面反映出了改革开放给中国带来的巨大变化,从温饱不足向整体小康的历史性转变。改善的伙食和安逸的生活导致痛风发病率逐年增高。洞察时代进步背后的客观问题,返璞归真,追求简单而有意义的健康生活,这是社会主义精神文明和物质文明协调发展的体现。

（三）职业道德

通过"天下第一痛"对历史名人造成的伤害,以及展示痛风患者真实照片,使学生充分认识自己的职业责任和使命担当,以更饱满的热情投入学习中,刻苦勤奋,将来投身于保障人民健康的事业中。

（四）科学精神

通过几千年的痛风医学史,学生感悟到现代医学快速发展离不开一代代科技工作者的不断努力,深切体会科研能力是医学生必备技能之一,从而激发学生的科研意识和探索精神,更鼓励他们为中医药事业的继承和发展做出贡献。

（五）尊师重道

通过讲述名医的事迹和成就,引导学生尊重和传承老一辈医学家的学术思想和经验,发扬中医文化的优良传统,鼓励学生勇于担当、积极探索,为中医药事业做好继承、创新和发扬。

案例 痛风教学案例

一、案例

（一）案例介绍

痛风是一种尿酸盐沉积所致的晶体相关性关节病,与嘌呤代谢紊乱及(或)尿酸排泄减少所致的高尿酸血症直接相关,属于代谢性风湿病范畴。中医本无"痛风"病名,最早出现于梁代陶弘景《名医别录·上品》:"独活,微温,无毒。主治诸贼风,百节痛风无久新者"。古代称"痛痹"、"痹证"、"脚气"、"白虎历节风"等。痛风的英文是"gout",源于拉丁文"gutta",原意为"一滴"的意思,因为中世纪时期对于痛风的医学概念是"四体液说",认为关节部位多了流滴着的恶毒液体,是一滴一滴的毒液流进关节造成的痛风,13世纪时"gutta"演变成"gout",作为病名一直沿用至今。

1. 痛风是一种古老的疾病,是王之疾病　埃及考古学最早的痛风证据:第一,在一个老年男性的拇指骨骼上发现一个凸起,后经成分分析确定为尿酸盐;第二,在一个不少于7000年前的木乃伊上,发现了古老的尿酸盐肾结石。

中西方史料记载,痛风偏爱皇帝、教皇、富豪们,特别是在埃及、希腊和罗马宫廷中甚为流行。患痛风的多为王侯将相,生活极度奢侈之辈,故那个时候的痛风病被称为"帝王之病""王族之疾"。现代医学研究痛风发作和高嘌呤饮食有关,那个时候也只有达官显贵、王侯将相才吃得起嘌呤含量高的食物——鸡鸭鱼肉、生猛海鲜等,尿酸升高后代谢机制产生障碍,久而久之导致痛风。

希波克拉底还认为痛风发生与多饮葡萄酒有关,并提出"痛风体液论",这为探究痛风是高尿酸血症奠定了理论基础。英国化学家 Wollaston 在 1779 年从自己耳郭上取下了一个痛风结节,从中分离出尿酸,人们才意识到沉积在关节和组织内的毒物就是尿酸。法国化学家 Antoine Fourcroy 在正常人的尿液中也发现了这种有机酸,因而就把石酸改名为尿酸,沿用至今。

2. 痛风又是一种崭新的疾病,也是疾病之王 1824 年,英国内科医生阿尔弗莱德·加罗德用化学分析法从痛风患者的血液中测出了高浓度的尿酸,并指出痛风发生的关键是尿酸生成过多,至此人们才找到了痛风的真正病因。他于 1855 年出版了世界上第一部痛风专著,被后人称为"现代痛风之父"。1997 年孟昭亨教授所著的《痛风》是中国第一本有关痛风基础和临床的专业书。之后赵圣川教授出版了《痛风的诊断和治疗》,何戎华教授的《痛风现代治疗》、苗志敏主编的《痛风病学》、张开富编著的《痛风病诊治新法》、何青教授所著《高尿酸血症》等都属于近些年在痛风疾病上的重要研究。

世界范围内痛风的严重性和流行从 20 世纪 40 年代起发生了戏剧性的变化。在那些高度发达的国家由于采用了有效的预防药物治疗,痛风很少致人伤残。但是在第三世界国家,由于国家独立、经济复苏,人们的生活和饮食发生了质的变化,"改善的"饮食导致痛风变得更加流行。现代研究已经证实,痛风病尽管是嘌呤代谢异常导致的高尿酸血症引起的,但其同属于代谢病的特质,通常会并发有糖尿病、高血压、高血脂。正因为如此,索性有人把痛风病和其他三类病合在一起,统称为"四高"。因此,痛风患者除了控制低嘌呤饮食外,还要关注血糖、血压、血脂的控制。

痛风作为公认的"天下第一痛",文学家关于痛风最经典的描述出于 1683 年英国著名内科医生托马斯·西德纳姆之笔:"患者上床入睡时感觉良好。凌晨两点,他在大脚趾的尖锐疼痛中惊醒;罕见脚后跟、脚踝或脚背疼痛者……起初尚和缓的痛感愈演愈烈……一会儿是韧带的剧烈拉扯撕裂,一会儿是噬咬般的疼痛,一会儿又是压迫感和收缩痉挛。与此同时,患处的感觉如此尖锐切肤,就连被子的重量都变得难以承受,若有人在房间走动发出声响,也会感觉忍无可忍"。英国著名漫画家詹姆斯·吉尔瑞于 1799 年发表了名为《痛风》的漫画,将痛风描绘成一个正在啃噬人脚的黑色魔鬼,形象而深切地表现出痛风患者的痛苦。

3. 痛风学术前沿和研究进展 近 10 年来,全球多个国家(组织)相继发布了痛风的治疗指南并且不断更新,包括 2016 年欧洲抗风湿病联盟痛风治疗指南、2017 年英国风湿病学会痛风管理指南、2020 年中华医学会内分泌学分会发布的 2019 版中国高尿酸血症与痛风诊疗指南、2020 年美国风湿病学会痛风管理指南,其中美国风湿病学会和欧洲抗风湿病联盟于 2015 年联合提出了痛风分类标准。

2023 年由中国中西医结合学会风湿类疾病专业委员会制定了《痛风及高尿酸血症中西医结合诊疗指南》。专家组涵盖临床专家、方法学专家、营养学专家、运动学专家等多学科专家等共 46 名。该指南提出了痛风及高尿酸血症的诊断与分类标准、患者健康管理、中西医结合治疗、预防调护等内容,突出中西医结合治疗的特色,指导痛风及高尿酸血症的中西医结合规范化诊疗,为中医辨证治疗痛风提供了循证依据。

《灵枢·本脏》曰:"视其外应以知其内脏,则知所病也。"中医学的"司外揣内"临床思维是一种特色诊病方法,这需要医生们长期用心观察、用脑思考、动手实践发现现象、总结出规律才能有所收获。全国名中医崔公让教授经过几十年诊疗痛风的临床实践过程,总结出"观指纹诊痛风"的中医诊疗技术。这是运用中医望诊进行痛风筛查的有益尝试,不受现代设备和条件限制,不依赖检查技术、简便易行,正是体现了中医"简、便、验、廉"的文化精髓。

(二)案例所反映的知识内容

1.通过探究痛风的历史渊源,在扩展学生人文知识的同时,也学习了痛风是由于体内嘌呤代谢障碍、尿酸生成过多或/和尿酸排泄减少,致血中尿酸浓度增高所引起的一组异质性疾病。其临床特点为高尿酸血症,特征性急性关节炎反复发作,关节滑液的血细胞内可找到尿酸钠结晶,痛风石形成。严重者可导致关节活动障碍和畸形、泌尿系结石及痛风性肾病。痛风病因病机是先天禀赋不足,后天嗜食膏粱厚味,日久伤脾,或年老脾肾功能失调,则外感或内生湿热毒邪流窜经络,攻注骨节,着于经脉,终致湿热毒瘀交互为患。

2.世界范围内痛风曾经在发达国家盛行,但是从 20 世纪中叶在发展中国家,尤其是我国发病率逐渐上升。痛风流行病学的变化从侧面反映出了改革开放以来中国经济快速发展,人民生活水平不断提高,"改善的伙食"和"安逸的生活"导致了痛风的流行。因此,做好科普宣传,让群众养成健康的生活起居习惯,能有效预防高尿酸、高血脂、高血压、高血糖等疾病的发生。美国医学会杂志一项研究显示:痛风发作与发作后心血管事件发生率的短暂增加有关,若不加以注意,可能引发猝死。所以痛风不仅是关节疼痛、肾脏病变,其作为独立危险因素在急性心脑血管事件中也占有一席之地。因此,预防和治疗痛风已经成为医学界和广大群众关注的焦点。

3.痛风发病率在全球逐年升高,已成为威胁人们健康和生活质量的重要疾病。多个国家相继发布了痛风诊疗指南,由于各指南是针对不同国家地区、不同人群进行临床研究,因此种族差异、临床研究及用药习惯的不一致,导致了各指南之间存在差异。2023 年由中国中西医结合学会风湿类疾病专业委员会制定了《痛风及高尿酸血症中西医结合诊疗指南》,为中医辨证治疗痛风提供了循证依据。

二、教学设计与实施过程

(一)思政理念分析

1.痛风自古埃及时期就有记载,经历几千年的临床观察和科学研究,人类对这一疾病的认识不断深入。古代痛风是"王之疾病",体现了帝王贵族奢靡的生活状态。近现代我国痛风患者增多,从侧面反映出了改革开放给中国带来的巨大变化,从温饱不足向整体小康的历史性转变。但是"改善的伙食"和"安逸的生活"也导致痛风、心脑血管疾病等慢性病发病率逐年增高。痛风的蔓延启发我们:丰富的物质生活不应淹没精神追求,否则只会让身心更空虚更疲惫。因此探讨痛风历史,洞察时代进步背后的客观问题,返璞归真,追求简单而有意义的生活,这也是社会主义精神文明和物质文明协调发展的体现。

2.从世界多个国家痛风指南的制定,到 2023 年《痛风及高尿酸血症中西医结合诊疗指南》的发布,这体现了中医的传承和发展离不开代代中医人的艰苦奋斗和不懈努力。

中医药是中华文明的瑰宝,是我国具有原创优势的科技资源,国医大师、全国名中医更是这颗瑰宝上的明珠。他们凭借高尚的医德、卓越的医术和丰富的临床经验,为中医药事业的传承与发展做出了卓越贡献。中医药的传承和发展需要不断推进,老一辈中医药专家则是不可或缺的重要力量,他们的经验和技艺是中医药学的重要组成部分,对于中医药的传承和发展具有重要的意义。这些老一辈中医药专家不仅在医术上有着极高的造诣,同时也具备高尚的医德和深厚的人文素养。他们深刻理解患者的需求,让患者感受到真正的关爱和温暖。中医药的传承和发展,离不开代代中医人对中医药学的深刻理解和信仰,我们要始终坚持中医信仰,做好传承和发扬,不断探索与创新,为中医药事业的发展注入了源源不断的动力。

(二)教学方法

1. PBL 教学法　课前布置作业,整理"痛风"有关中西方史料记载和最新临床指南,提出需要解决的问题。

2. 演示讲授法　通过"痛风偏爱杰出人物"的历史图片、资料等导入课程,展示在我国痛风患者流行病学数量呈逐年上升趋势,让学生对痛风有一个初步的认识,引发学生的好奇心和探究欲。通过历史上有关痛风的人文知识,逐步展开讲解痛风的定义、病因病机、临床表现和诊断治疗。通过临床案例展示中医外科对痛风石的处理方法。课堂中展示崔公让教授"观指纹诊痛风"的临床案例,开拓学生中医诊疗思维,领略名老中医风采,培养尊师重道的中医传承美德。

3. 课堂讨论　针对课前布置问题,让学生展开课堂讨论,探讨痛风的预防和控制措施,以及自己在日常生活中应该注意的问题。

4. 课堂总结　总结本节课的主要内容,强调痛风的危害性和预防控制措施,鼓励学生积极参与到痛风的科普宣传工作中。

(三)教学活动设计

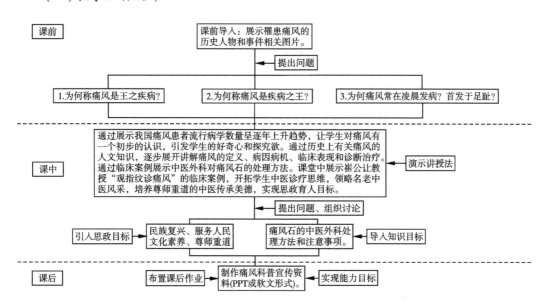

三、教学效果

（一）教学目标达成度

本案例课堂教学效果良好，实现了教学大纲的知识目标、能力目标和育人目标。本案例帮助学生掌握了痛风的定义、病因病机、临床表现和诊断治疗方法，提高了学习效率。本案例教学通过生动有趣的案例、深入浅出的讲解和多样化的教学方法，有效激发了学生的学习兴趣和积极性。在教学过程中，教师注重引导学生思考和解决问题，充分发挥了学生的主体作用。通过名老中医经验介绍，开拓了学生的中医思维，重视中医药传承和发展，更深刻理解了老一辈中医人不忘初心的中医信仰。本案例取得了良好的教学效果。学生掌握了痛风的基本知识和技能，提升了临床胜任力和人文素养，为今后的学习打下了坚实的基础。

（二）案例反思

1. 本案例的教学内容丰富，涵盖了痛风的各个方面，但是在教学过程中，教师需要注意教学节奏的把握，避免学生感到疲劳或者注意力不集中。

2. 在教学过程中，教师需要给予学生充分的思考和讨论时间，鼓励学生发表自己的看法和意见，同时需要注意引导学生正确理解和掌握痛风的基本知识。对于名老中医经验传承给予正确引导，允许礼貌性地提出疑问和讨论，这也是尊师重道的体现。

3. 在教学过程中，教师需要注重培养学生的健康意识和自我保健能力，帮助他们养成良好的生活习惯和健康的生活方式，在制作科普宣传材料时给予必要的协助。

（三）学生反馈

学生对本案例的教学内容非常满意，认为本案例的教学方法和手段非常新颖，能够激发他们的学习兴趣和积极性。通过本案例学习能够全面了解痛风这种疾病，并且对预防和治疗痛风有了更深入的认识，使他们深入了解了痛风这一疾病的历史、现状和未来发展趋势，掌握了痛风的定义、病因病机、临床表现、诊断和治疗方法，提高了临床胜任力和人文素养。同时学生们也表示，在课堂讨论中大家积极参与，发表自己的看法和意见，课堂氛围非常活跃。通过名老中医经验介绍开拓了他们的中医思维，激发了对中医药学的热爱和信仰。在今后的学习中，学生们将会更加注重健康意识和自我保健能力的培养，积极参与到痛风的科普宣传工作中。

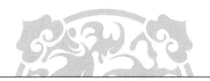

参考文献

[1]陈红风.中医外科学[M].5版.上海:中国中医药出版社,2021.

[2]习近平.思政课是落实立德树人根本任务的关键课程[J].求是,2020,85(17):4-16.

[3]习近平.高举中国特色社会主义伟大旗帜　为全面建设社会主义现代化国家而团结奋斗[N].人民日报,2022-10-17(1).

[4]习近平.把思想政治工作贯穿教育教学全过程　开创我国高等教育事业发展新局面[N].人民日报,2016-12-09(1).

[5]高国宇,王晓红.中医病名是去还是留——中医外科教学与临床中的一些思考[J].中国中医药现代远程教育,2008,6(6):579-580.

[6]江洋,冯高飞,黄金兰,等."围城必阙"——箍围药在肿瘤绿色治疗中的应用[J].吉林中医药,2021,42(2):144-146.

[7]赵有利.瘰疬与淋巴结结核名称溯源及释义[J].世界中医药,2018,13(8):2059-2062.

[8]孙轩,曹旭晨.乳腺癌手术治疗的研究进展[J].天津医药,2011,39(1):90-92.

[9]梁苹茂,黄岁哲,刘倩,等.瘿病原道说解[J].中华中医药杂志,2011,26(9):1943-1946.

[10]曾明星,向楠,陈继东.从癭到瘿的考释[J].中医文献杂志,2016,01:27-30.

[11]席念楚.甲状腺肿瘤治疗不能"一刀切"[N].中国家庭报,2021-05-27(013).

[12]周映伽,温伟波.瘿病溯源[J].辽宁中医杂志,2020,47(4):89-92.

[13]中华医学会整形外科分会血管瘤和脉管畸形学组.血管瘤和脉管畸形的诊断及治疗指南(2019版)[J].组织工程与重建外科杂志,2019,15(5):98-106.277-317.

[14]姜德友,和鹏飞.血瘤病因及辨治源流考[J].山东中医药大学学报,2020,44(1):94-97.

[15]程议乐,武永连,李万里,等.国内肛肠疾病流行病学调查研究进展[J].中国肛肠病杂志,2022,42(6):74-76.

[16]田洋平,吴容,马凯.痔病的预防方法概述[J].人人健康,2022,06:99-101.

[17]麻学英,柳越冬.肛周脓肿中医病名溯源[J].中华中医药杂志,2018,33(01):

255-257.

[18]吴佐周.挂线疗法的历史沿革[J].江苏中医药,2006,08:3-4.

[19]曾莉.挂线疗法的治疗机理[J].江苏中医药,2006,08:4-5.

[20]张芸,魏俊雯,徐若然,等.中医药治疗炎症相关性结直肠癌研究进展[J].陕西中医药大学学报,2022,45(05):171-174.

[21]黄健,张旭.中国泌尿外科和男科疾病诊断治疗指南(2022版)[M].北京:科学出版社,2022.

[22]中华医学会糖尿病学分会.中国糖尿病足防治指南(2019版)[J].中华糖尿病杂志,2019,11(6):387-397.

[23]中国中西医结合学会风湿类疾病专业委员会.痛风及高尿酸血症中西医结合诊疗指南[J].中医杂志,2023,64(1):98-106.

[24]贺雅萌,王镁.国内外最新痛风诊疗指南的解读和比较[J].风湿病与关节炎.2022,11(8):53-57+62.

[25]张榜,崔炎,曹建春,等.崔公让"观手指诊痛风"技术的临床诊断价值[J].时珍国医国药,2020,31(4):893-895.